教育部职业教育与成人教育司推荐教材

全国卫生职业院校规划教材

供中职护理、涉外护理、助产等专业使用

护 理 文 秘

（第三版）

主　编　黄治秀

副主编　曹伏明

编　者　（按姓氏汉语拼音排序）

曹伏明　（长沙卫生职业学院）

黄治秀　（四川省卫生学校）

罗晓明　（长沙卫生职业学院）

彭　莉　（重庆三峡医药高等专科学校）

杨丽娟　（四川省卫生学校）

周良锋　（四川省卫生学校）

U0342001

科 学 出 版 社

北 京

内 容 简 介

本书是教育部职业教育与成人教育司推荐教材及全国卫生职业院校规划教材之一。主要内容包括绪论、公务文书写作及处理、医护工作常用事务文书写作、护理管理、现代文秘的日常事务及礼仪、护理论文写作技巧及范例、实训指导七章。本书较为系统地介绍了护理文秘相关知识,并在文中穿插了大量扩展知识点的链接以及在临床实际工作中常见的办文、办事、办会的典型案例,并且对绝大部分案例进行了启发性和创造性的点评,启迪学生思考。本书根据一线教学经验,结合护理礼仪、人际沟通、应用文写作、护理管理等其他相关课程的内容,针对中职学生实际情况,在第二版的基础上做了一定的调整,使其指导性、适用性、创新性更强。书后附有护理文秘的教学基本要求与自测题选择题参考答案,且配有相应的 PPT 课件,可在科学出版社网站下载。

本书可供中职护理、涉外护理、助产、药剂、检验等专业使用,也可供成人、自考临床护士培训用。

图书在版编目 (CIP) 数据

护理文秘 / 黄治秀主编 . —3 版 . —北京:科学出版社,2012.5

教育部职业教育与成人教育司规划教材·全国卫生职业院校规划教材

ISBN 978-7-03-034172-3

Ⅰ. 护… Ⅱ. 黄… Ⅲ. 护理学-秘书学-职业教育-教材 Ⅳ. R47

中国版本图书馆 CIP 数据核字(2012)第 107660 号

责任编辑:袁 琦 / 责任校对:包志虹
责任印制:肖 兴 / 封面设计:范璧合

科 学 出 版 社 出版

北京东黄城根北街 16 号
邮政编码: 100717
http://www.sciencep.com

新科印刷有限公司 印刷

科学出版社发行　各地新华书店经销

*

2005年2月第 一 版　开本:787×1092 1/16
2012年6月第 三 版　印张:8 1/2
2015年1月第十八次印刷　字数:195 000

定价:22.00元

(如有印装质量问题,我社负责调换)

前　言

　　现代社会的发展推动现代医学的发展,护理学观念的更新已是不争的事实,护理学不再仅仅是"治病"的学问,护理学更是一门融生命科学、人文科学、自然科学为一体的综合性极强的学科,它以人为服务对象,承载着保护人类健康和救死扶伤的神圣使命。中国经济崛起,国家对医药卫生事业的需求也正发生深刻变化。总之,快速发展的21世纪对护理人才的综合素质提出了更高的要求。

　　护生进入职场的求职、面试以及进入职场后的工作、晋升等都需要他们具备较为全面的护理文秘知识。诸如怎样处理人与人、人与社会以及人与自然的关系,如何与患者建立良好的互动人际关系,如何处理工作中形成的文书,如何履行好职责范围内的管理和服务职能,如何组织、参加各种会议,如何做到礼仪化护理服务,如何对工作中积累的护理经验进行科学的探讨以不断提高护理水平。护理文秘正是针对并解决这些问题的参考指南。

　　应用文教学的第一层次是"教科书模式"的教学。它最大的特点是全面、完整、系统化,它对于学生来说是必不可少的,但它往往枯燥乏味,学生记忆的知识点很难融会贯通到实际生活工作中。第二层次是"例子教学",教师将大量生动有趣的例子带到课堂,激发了学生学习积极性。《护理文秘》第三版在充分吸纳第二版精华的基础上,结合一线教师多年的教学经验,针对中职学生实际情况,积极跟上现代文秘发展的步伐,着重体现"以学生为本位,能力为导向"的原则,力图以案例教学为抓手,变"例子教学"为"案例教学"。书中不仅穿插了大量图表,增加了有趣有用的链接,更特别设置了"实训指导",力图将传统教学知识的系统、全面和案例教学的生动、实用结合起来,使学生在"做中学,学中做",变知识为能力。

　　本书在编写过程中,参考借鉴了有关专家、学者的研究成果、论著,并将主要参考文献附于书后。同时,感谢本书第二版刘江、牛彦辉、徐小东、易娜、余大敏、于勤、钟埃莉、朱爱军所做出的贡献。本书亦得到各位参编老师所在院校及有关专家与领导的大力支持,在此一并表示最诚挚的谢意。

　　本书虽经审慎编校,但因综合性强、涉及面广,加之编者水平有限,经验不足,时间仓促,疏漏甚至错误在所难免,恳请专家、同行及使用本书的教师和同学们提出宝贵意见和建议,以进一步修改订正。

编　者

2012年3月于成都

目　录

第1章

绪　论

　　这是一群与众不同的年轻人,他们经常要工作到深夜,随时随地查看手机,生活节奏完全与老板一致。他们要为美国总统撰写热情洋溢的演讲稿,也要为白宫的高级幕僚们在开会时递上滚烫的热茶……他们充满激情,活力四射。奥巴马那句著名的口号——"是的,我们能!"就出自他们的笔下(图1-1)。

　　他们,就是白宫里充满朝气的"80后"秘书们!

　　秘书,是掌管文档、安排事务并协助机构或部门负责人处理日常工作的人员。秘书身处领导机关或附着于各级组织、团体、个人,通过掌管文书、辅助决策、处理日常事务等工作,发挥其重要作用。秘书工作以办文、办事、办会、办(信)电为主要内容,是一种从属性、辅助性与综合性的工作。

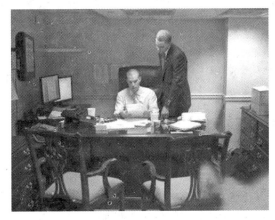

图 1-1　奥巴马和费瑞(奥巴马的首席撰稿人)

　　护理文秘是研究在医疗护理及其管理过程中秘书工作的一门新兴的应用型学科。它将医护、文秘知识相互渗透,以适应社会不断进步对护理人员的更新、更高要求,提高护理及护理管理的质量和效率。

第1节　护理文秘的概述

案例1-1

　　2011年8月,台湾大学医院发生台湾移植医学史上最大的医疗事故。院方误将一名艾滋病感染者的器官移植给5名患者,导致这5人均感染了艾滋病毒(HIV)。这也是中国台湾首例艾滋病器官移植事故。

　　台湾省新竹市一名37岁男子家属在不知该男子是新竹市卫生局列管的艾滋病感染者的情况下,于该男子坠亡后联络台湾大学医院器官捐赠小组,器官捐赠协调师和台湾大学检验师仅以电话确认结果,却在发、受话中误将检体HIV抗原检验由"阳性"(reactive)理解成"阴性"(non-reactive),发生认知错误,混淆阳性与阴性,检验师也并未二次确认就进行移植手术。

　　台湾大学外科资深教授柯文哲面对记者采访时说:"接受调查时,两名当事人,一个说讲错,一个说听错,不管怎样,都是台湾大学的错。"

　　问题:1. 此医疗移植事故给你什么警示?

　　　　　2. 作为一个现代护理工作者,你觉得自己要具备哪些必备的素养才能胜任现代护理工作?

案例分析：

现代医护工作发展对护士综合素养要求越来越高,护士不仅要具备精湛的医技,还应具备相应的文字与语言沟通能力、综合协调与合作能力、逻辑思维与分析能力等。本案例正说明了这些能力对医护工作的重要性。

一、护理文秘的含义

考点:护理文秘的研究对象

美国秘书

据美国劳工部统计局的数据,目前,美国全国秘书从业者约为 300 万人,秘书是美国从业人数最多的行业之一。这些秘书的收入因行业、地区等因素存在差异。一般而言,行政秘书的平均年薪为 3.1 万美元,而司法秘书的收入可高达 3.4 万美元。在美国,秘书这个职业有点像中国的中医,越老越吃香。比尔·盖茨在创业之初就聘请了 42 岁的女秘书露宝。露宝稳重细致,几乎成为公司的灵魂人物,她和比尔·盖茨的无间配合成为微软公司的一道独特风景。1955 年起,每年 4 月的最后一个星期是美国的秘书周,而这周的星期三为秘书日,每年秘书日,美国总统都会致信祝贺。

考点:护理文秘的含义

文秘原指从事文字记录的人员,后泛指文书和事务工作人员。在我国,文秘是党政机关、企事业单位普遍设置的一个行政职位,在世界范围内是最广泛的社会职业之一。其主要职责是辅助管理、综合服务;主要工作是撰拟文稿、管理文书、接待来访、组织会议、调查研究、处理信息、办理事务、参谋咨询、联络协调等。研究文秘工作和文秘规律已成为一门学科。

护理文秘是文秘的一种,是在医护工作中的文秘活动。护理文秘既不是普通意义上的文秘,又不能理解成"护理"和"文秘"的简单组合。它既有普通文秘的通用性,又有普通文秘不可替代的专业性。它将文秘工作的

思维和方法技巧融入护理工作中,从而帮助护生、护士适应护理模式的转变,提高护理水平。护理文秘主要研究护理管理、公务文书写作、事务文书写作、秘书专项活动、秘书语言艺术、护理文书规范及要求等。护理文秘贴近护生和护士工作实际,引进案例教学,注重知识过手、能力培养和分析解决问题能力的训练,为其学习和工作提供参考和借鉴。

二、护理文秘的研究内容

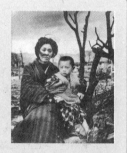

灾难性的用语差错

第二次世界大战末,中、美、英三国于 1945 年 7 月 26 日在波茨坦发表公告,敦促日本投降。日本天皇收到公告表示可以接受,但内阁铃木首相在 7 月 28 日接见新闻人士时说了一个歧义语,对公告表示"默杀疙"。但日本的"默杀疙"一词有两种含义,一是"不加评论、默认",二是"不予理睬"。盟军认为日本政府是表示"不予理睬",即于 8 月 6 日在广岛投下原子弹"胖子",随后 8 月 9 日在长崎又投下名为"瘦子"的原子弹,共杀死、杀伤日本居民约45 万人,有人称这是一次"灾难性的用语差错"(图 1-2)

图 1-2　广岛长崎遭原子弹袭击后的惨相

（一）公务文书写作是护理文秘的基础部分

学好一般公文的写作无疑会为学习护理文秘打下坚实基础。公文写作的格式、语言等均适用于护理类文章写作。通知、请示、报告、函等法定公文是护理工作中经常要接触使用的文

种;与一般法定公文相对的是其他常用事务文书的写作,如计划、总结、调查报告、述职报告、简报等也是护理工作中常用到的文种;而简历、求职信是护生在进入职场时必须掌握的敲门砖。

如果对一般公文写作知识了解甚少,甚至是一无所知,那么护理论文书写及护理管理等工作就将举步维艰,护理工作也会受到很大影响。因此,研究护理文秘首先要研究常见公文写作。

(二)秘书活动是护理文秘的重要组成部分

现代社会视秘书为综合性、辅助性的"管理人才",秘书活动涵盖范围十分广泛,如公文办理、日常事务与礼仪、信息获得与管理、调查信访与沟通等,都属于秘书活动内容。只有了解、懂得、熟悉了秘书活动,才能自觉、灵活、有效地将秘书活动融入护理文秘的工作中,从而提高护理工作的效率和质量。

(三)护理文书书写规范及要求是护理文秘区别一般文秘之处

2010年3月1日,卫生部对护理文书做了新的要求。总的原则是把时间还给护士,把护士还给患者,要求简化护理文书。很多护理文书已经表格化,但是护理文书的规范书写对护理人员及患者仍然具有重要的意义。体温单、医嘱单、病程记录中的手术清点记录和病危、病重患者护理记录是护理文书的主要内容。护士要正确理解护理记录的含义,牢牢把握护理记录的特点,准确书写护理记录。护理记录是护士交接班的书面凭证,为医生诊断和治疗提供有价值的依据。正确、规范书写护理文书对护士自身权益保护及提高护理工作质量都具有十分重要的意义。

(四)护理文秘语言修养是文秘人员的必修课

首先,公文书写、常用事务文书的书写及护理论文的书写都离不开语言文字,良好的语言文字修养是优秀护理文秘的职业素养。其次,护理工作及秘书工作都是和人打交道的工作,人际沟通最重要的是语言的沟通。书面语言、口头语言及态势语言的修养直接影响护理文秘工作的水平高低,因此,掌握一定的人际语言沟通技巧,能使护理工作更顺利。

(五)掌握护理管理常识是提高护理工作效率的保证

护理管理是护理工作的重要组成部分。只有学习了护理管理知识,才能把握现代护理发展的方向和趋势并提高护理工作效率。研究护理管理,首先主要研究其管理原理,即系统原理、人本原理、动态原理、效益原理、责任原理;其次研究护理管理的职能,即计划、组织、人员配备、指导与领导、控制和创新职能。研究护理管理对提高护理工作效率有重要意义。

第2节　护理文秘的作用

案例1-2

1854年,克里米亚战争爆发。时任首相西德尼·赫伯特邀请他的朋友南丁格尔去做伤病员护理工作,这正与南丁格尔的愿望不谋而合。南丁格尔立即率领38名护士奔赴前线斯库塔里医院。当时药品缺乏,水源不足,卫生条件极差。她克服种种困难,改善医院后勤服务和环境卫生,建立医院管理制度,提高护理质量,使伤病员死亡率从42%急剧下降到2%。南丁格尔不仅表现出非凡的组织才能,而且对伤病员的关怀爱护感人至深。她协助医生进行手术,减轻伤病员的痛苦;清洗包扎伤口,护理伤员;替士兵写信,给以慰藉;掩埋不幸的死者,祭祀亡灵……每天工作20多个小时(图1-3)。

问题: 护理工作需要哪些职业素养?

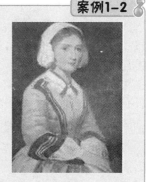

图1-3　佛罗伦斯·南丁格尔

3

案例分析：

护理工作是光荣而神圣的，护理工作绝不仅仅是简单的打针输液。组织管理能力、人文关怀精神、精湛医技、沟通协调技巧等都是一个护士不可或缺的职业素养。

一、学习护理文秘是现代护理模式转变对护理工作者的要求

随着"以患者为中心"的生物—社会—心理医学模式的确立，护理服务模式不再是以疾病为中心的功能制护理，而是更注重人的精神、心理、思想、情绪、环境、社会等多方面因素的护理。建立以满足患者身心需要、以恢复健康为目标的整体护理工作模式，其实质内涵就是护理工作要"以人为本、以健康为中心"，尊重患者的权利和情感、人格和隐私，满足患者的个性化需求，关心和爱护患者，实现对人的整体关怀。因此，实现人性化护理服务成为社会共识。实现人性化护理服务的方法与措施主要有以下几点。

（一）确立服务质量标准

根据人文精神和健康新概念来调整、确定护理质量评价标准，强化对护理人员服务主动性和体现人文关怀等内容的评价指标，建立住院患者需求分析制度和出院患者跟踪随访调查制度以及护理服务质量讲评分析制度，将患者对服务是否满意作为评价的重要标准，将患者的需要和期望转化为质量要求和质量标准。

（二）培养人文精神、强化礼仪修养

培养人文精神是指除了丰富专业知识外，还要不断丰富社会学、人文学、伦理学、心理学、公共关系、行为科学、语言学等方面的知识，养成良好的性格，形成健康向上的精神面貌，以人文精神推动人文服务。优雅的外在形象、过硬的护理技术、负责的工作态度、良好的沟通技巧是做好礼仪化护理服务的内在要求。护理服务的礼仪包含两方面：一是基本礼仪，包括言谈、举止、仪容、服饰、个人和公共卫生等，做到语言文明、举止得当、行为规范、仪容整洁、服饰得体、庄重大方、和蔼可亲；二是职业礼仪，主要指掌握医学知识、遵守规章制度、制订工作计划、了解患者病情、加强护患沟通、保护患者隐私、注重心理治疗等。

（三）营造人文氛围，优化就医环境

努力营造医院的人文氛围，使者能感受到无处不在的人性化服务，具体包含五个方面：一是营造人文化的医院环境。医院建设生态化、园林化，让患者有亲临大自然的感觉。二是建设人性化的基础设施。基础设施以方便、舒适、美观、实用为原则，让患者在诊疗期间既有舒适感，又有亲切归属感。三是营造浓厚的文化氛围。温馨化、艺术化、人性化的布局和装饰，根据就诊人群的不同彰显不同的文化特色，体现出对患者的热情和关注。四是就医流程人性化。通过导医、分诊、全程、便民及特色服务，营造舒适、温馨、便捷的就医环境，良好的就医秩序，科学的就医流程，最大限度地缩短患者就医时间，提供优质的、人性化诊疗服务。五是健康教育人性化、个性化。每个人不仅身体和心理不同，更有年龄、职业、信仰、生活习惯、文化程度等不同，要针对不同的人实施不同的护理方法，不仅要讲解与疾病相关的知识，还要针对其存在的心理和社会问题进行分析和开导，使患者得到及时、科学的健康指导，能够在疾病的各个阶段获得相关的健康知识并逐步培养建立良好的卫生行为方式及健康的心理状态，在获得良好治疗的同时，运用相关健康和卫生知识去更好地维护健康。

综上所述，现代社会对护理工作者的要求是立体的、全方位的。一个护理工作者要适应、熟悉、掌握工作的方方面面，处理好各种人际关系，在激烈的竞争中立足，在现代和未来的事业中取得成就，个人的基本素养、人际沟通能力、语言表达能力、信息处理能力都起着

举足轻重的作用。护理文秘正是符合了护理工作的需求,满足了护理工作者成人、成才的需要。

二、护理文秘是现代护理工作者沟通协调护患关系和处理各种矛盾的金钥匙

护理工作是与人打交道的工作。在繁杂、琐碎的日常护理工作中,一个眼神、一个动作、一句话语都事关护理工作的成败。护理工作者不仅与患者打交道,还和形形色色的患者家属及其亲朋好友打交道,也不可避免地接触上下级、兄弟单位的各种来访者,还涉及处理日常接待、迎来送往等诸多平常事务。诸如:电话接听、鲜花摆放、乘车、就餐礼仪等。只有处理好人与人、人与社会、人与自然的关系,才能提高自身修养,培养内在气质,塑造全新的现代护理工作者形象。护理文书的规范正确书写也是护理人员维护自身权益的重要保证。

三、护理文秘是现代护理工作者信息管理及工作水平提高的有力保证

现代社会是信息社会,获取信息的渠道多种多样,信息更替快捷。面对日新月异的知识更替,护理工作者如何才能做到迅捷获取新信息,不被海量的新信息淹没？首先,要学会获取必要的信息,摘录、做笔记、上网下载都不失为信息获取的好办法;其次,要学会筛选复核管理信息,护理人员只有日积月累,集腋成裘,学会搜集整理大量的信息,对信息进行必要的总结和提炼后,工作才有提高乃至创新的基础。

四、护理文秘是护生进入职场和护士职场晋升的金钥匙

有资料显示,同一个人,如果简历、求职信完美,在求职时可以增加43%的录取机会。撰写护理论文不仅可以推动护理工作的提高,更是护士职业生涯中不可缺少的必备技能。

考点:护理文秘的作用

第3节　护理文秘的特点

一、创　新　性

护理文秘打破了写作课教学的"教科书模式"教学。教科书的最大特点是全面、完整、系统化,尽管它对于学生来说是必不可少的,也受到学生欢迎,但写作实践千变万化,学生在遇到实际写作问题,特别是进行公务文书、调查报告、护理文书的实用写作时,仍然感到无从下手。学生说:"传统写作教学课,课堂听听觉得有意思,真的动起笔来还是不会写。"护理文秘采用案例教学,想方设法创造条件,让学生参加一些有实战气氛的写作实践活动,有助于学生走出课本,看到纷繁的社会现象的复杂性,掌握解剖、分析问题的本领,缩短了学生从教材到社会实践的距离,同时培养了学生对写作的兴趣。

二、实　用　性

护理文秘涉及的知识面广,内容丰富,这决定了护理文秘的实用性。公文写作及事务文

书的写作、护理文书的规范及要求、秘书的专项活动介绍以及秘书的语言艺术等几乎贯穿了护理工作的各个环节。

三、指 导 性

考点: 护理文秘的特点

过去人们对护理的认识,往往停留在"护理患者,帮助恢复健康"的概念上,忽略了它的综合性;对护士工作的认识,往往停留在注射、发药等日常工作上,忽略了它更为重要的职能。护理文秘对护理工作做了一个全新的诠释,从观念上指导人们重新认识护理工作,并较为全面地阐释了护理工作的其他职能,对护理工作者有较大的指导作用。

小结

护理文秘虽是文秘一个分支,但因其渗透融入护理知识而具有较强的专业针对性,学科交叉渗透使其综合性强,涉及知识面更广。目前它还是比较新的学科,有待进一步归纳总结研究。学习护理文秘知识是现代医学护理模式转变对护理人员的要求,这对提高护理水平,转变传统护理观念有重要意义。护理文秘特点鲜明,因其创新、实用而具有指导性和工具性。

自测题

1. 张梅是天津某高科技公司总裁秘书。公司发展迅速,并成立了好几个分公司,去年年营业额接近 10 亿元人民币。这天上午,总裁正在召集各分公司负责人开营销会议,公司财务总监刘总给张梅打了个电话:"张梅,你好,我是财务部的刘志。"

"刘总,您好!"

"总裁这几天能抽得出时间来吗?北京天地证券公司的马总想过来拜访他,一起吃顿饭。"

"等总裁开完会后,我问一下总裁的意思,回头给您电话。您看可以吗?"

"谢谢!"对方放下电话。

散会后,张梅马上做了汇报。总裁想了一会儿后反问张梅:"你说我有必要见这位马总吗?"

张梅不知如何回答是好,总裁对此显得很失望。

讨论:问题出在哪里?如果你是张梅,你会怎么做?

2. 田真干了一辈子秘书工作,是一个重要领导机关的文字把关人。他有很多晋升的机会,也有不少调到其他部门任要职的选择,但他都放弃了。一是领导和同事都不愿意他离开;二是他也热爱秘书工作。直到他退休,他既没有以个人名义发表过一篇署名文章,也没有报刊报道过他埋头苦干 40 余年的事迹。有的年轻人说,田老这一生太平凡了,辛辛苦苦一辈子,没有干出什么业绩。

讨论:田老 40 余年的秘书生涯有没有业绩?如果有,那体现在哪里?

第2章

公务文书写作及处理

在我国,当今大学生的公务文书写作能力下降已是一个不争的事实。2006 年,贵州财经学院进行了一次非中文专业学生应用文水平测试,测试了近 3000 人,合格率只有 4.6%。不少考生不会写会议纪要,不知道什么是报告,不会写通知。《中华读书报》载,不少大学生到工作岗位后,怕的就是写应用文。一位在国家机关负责公文核稿的干部告诉记者,一些大学生缺乏起码的文句知识,将公文搞得语义不通,甚至一塌糊涂的现象,俯拾皆是。

公务文书,简称"公文"。行政机关的公文是行政机关在行政管理过程中形成的具有法定效力和规范体式的文书,是依法行政和进行公务活动的重要工具。

为指导和规范全党和全国的公文工作,中共中央办公厅于 1996 年 5 月 3 日发布了《中国共产党机关公文处理条例》(以下简称《条例》)。国务院于 2000 年 8 月 24 日发布了《国家行政机关公文处理办法》(以下简称《办法》)。此外,国家质量技术监督局于 1999 年 12 月还发布了《中华人民共和国国

> **链接**
>
> **公文的产生**
>
> 自人类社会出现阶级和国家之后,统治阶级就利用文书发号施令、指挥国事、记录事情,于是就产生了公务文书。我国在公元前 13 世纪,殷商奴隶制国家时期,就产生了最早的公务文书。

家标准·国家行政机关公文格式》(以下简称《格式》)。以上两个法规性文件和一个国家级标准,不仅是各级机关、企事业单位和人民团体在公文工作中必须遵循的准则,也是本书介绍公文知识的主要依据。

第1节 公务文书写作格式

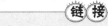
案例2-1

××市医院院长张为民责成院办公室主任李兰让新来的秘书张雪写一份文件,内容是对医院财务科李刚的处理决定。李刚未经领导批准,私自将医院 30 万元购销流动资金借给医院的合作人陈××,作为其炒股临时周转资金。李刚虽然未收取任何好处费,陈××也在半月后归还了借款,未造成严重损失,但李刚的行为严重违反了医院的财务制度。医院决定给予李刚行政记大过处分,并扣发当年全部奖金,同时调离购销业务岗位。张雪写好了文件草稿,因当天办公室主任陪同院长出差了,张雪认为这份文件应该尽快打印,在未经办公室主任审核的情况下,交给了打字员赵敏。赵敏赶紧打出了文件交给她。张雪将文件发给医院各部门,并上传到医院局域网上。主任回来后,发现文件未经审核就发出并已上传到医院局域网上,且在措辞、标题、发文字号、格式、印章等诸多方面均有错误,对张雪进行了严厉的批评。

问题:张雪的问题出在哪里? 如果你是张雪,你会怎么处理这件事?

案例分析：

张雪的问题出在不懂公文的撰拟及处理程序。公文的格式、公文的语言特点、发文及收文程序是一个秘书必须掌握的基本知识。

公文格式，指公文的整体格局和外部组织形式，是公文严肃性、规范化的重要标志，也是其法定权威性和约束力在形式上的表现。《条例》和《办法》均在其第三章中作了详细叙述。公文格式的作用在于保证公文的正确性、庄重性、权威性和有效性，并可以给日后的公文处理工作和档案工作提供条件和方便。公文格式的主要内容包括格式类别规范、格式制作规范。

一、公文格式类别规范

从不同角度可以将公文格式分成不同的类别。

（一）按《条例》、《办法》和《格式》分类

《条例》规定党的机关公文的标印格式包括版式和文件体式的有关部分。即：版头、发文字号、份号、密级、紧急程度、签发人、标题、主送机关、正文、附件、发文机关署名、成文日期、印章、印发传达范围、主题词、抄送机关、印制版记17项。

《办法》规定行政机关公文格式由秘密等级和保密期限、紧急程度、发文机关标识、发文字号、签发人、标题、主送机关、正文、附件说明、成文日期、印章、附注、附件、主题词、抄送机关、印发机关和印发日期16项组成。

考点：《办法》规定的行政机关公文格式项目

《格式》规定行政公文格式各要素分为眉首、主体、版记三部分共18项。

需要说明的是：《条例》中规定的"份号、发文机关署名、印发传达范围"这三项格式在《办法》中没有；而《办法》中规定的"附注、附件"这两项格式在《条例》中却没规定；《格式》除在《办法》规定的16项格式之外，还增加了"份号、页码"这两项格式。

（二）按格式使用的严格程度分类

公文格式可分为指定性格式项目（如版头或发文机关标识、发文字号、标题、正文、成文日期等）和选择性格式项目（如秘密等级和保密期限、紧急程度、签发人、附注、附件等）两个部分。

二、公文格式制作规范

本书在介绍公文格式制作规范时，着重介绍《条例》、《办法》中规定的各项格式。在党政格式称谓和制作要求不统一时，本书将分别予以介绍。

（一）眉首部分

1. 版头　这是公文眉首部分的中心标识，是公文最重要的生效标志之一。

《条例》称"版头"，由发文机关全称或规范化简称加"文件"二字或者加"括号"标明文种名称组成，用套红大字居中印在公文首页上部。联合行文，版头可用主办机关名称，也可并用联署机关名称。在民族自治地方，版头可并用自治民族的文字和汉字印制。

《办法》称"发文机关标识"，应当使用发文机关全称或者规范化简称，联合行文，主办机关应当排列在前。

2. 发文字号　由机关代字、发文年度（或称年份）和发文顺序号（或称序号）组成。如"国办发〔2011〕21号"。联合行文只标明主办机关发文字号。

3. 份号 这是标注同一公文正本份数的序号。《条例》规定涉密公文应标注份数序号;《办法》规定仅在绝密、机密级公文中标引;《格式》规定份号用7位阿拉伯数字标识,其位置标注在文件首页左上角,如"0000132"标识为本份文件的第132份。

4. 秘密等级 这是公文涉密程度的标志,标注在文件首页右上角。密级分为"绝密"、"机密"、"秘密"三级。《办法》规定涉密公文应标明密级和保密期限。

5. 紧急程度 这是对公文送达和办理的时间要求的标志,标注在文件首页右上角,密级下方位置。紧急文件应当分别标明"特急"、"急件"等。其中电报应当分别标明"特提"、"特急"、"加急"、"平急"等。

6. 签发人 这是代表机关核准并签发公文的领导人。上行文应当标注签发人、会签人姓名。

(二)主体部分

1. 公文标题 标题应当准确简要地概括公文的主要内容,并标明公文种类。完整的标题由发文机关、事由、文种组成。有时为了简明,也用非完全式标题。非完全式标题有三种形式:①由发文事由、文种组成;②由发文机关、文种组成;③只有文种。不同公文种类对标题有不同的要求。

公文标题中除法规、规章名称加书名号外,一般不用标点符号。

2. 主送机关 这是指收受、办理文件的单位,俗称"抬头"。一般应当用全称、规范化简称或者同类机关的统称。

3. 正文 这是文件的主体部分,用以表达文件的内容。

4. 附件 公文如有附件,应在正文之后,成文时间之前,注明附件的顺序和名称。

5. 发文机关 即公文的落款、署名,是公文的法定作者,应写全称或规范化简称。

6. 成文日期 这是公文形成或生效的时间标志。以领导人签发或会议通过的日期为准,联合行文,以最后签发机关领导人的签发日期为准。成文日期应当写明年、月、日,位于发文机关名称的下方,一律用汉字书写。如:二○一一年九月一日。

7. 印章 印章起证实公文合法效力和信用的作用,也是对公文生效负责的凭证。加盖印章要求上"不压正文",下"骑年盖月"。如图2-1~图2-4所示。

8. 附注 指需要附加说明的事项。一般置于成文时间左下方。

(三)版记部分

1. 主题词 是经过优化处理的最能概括公文主要内容、说明问题、起关键作用的规范化名词或名词性词组。主题词的标注,为计算机检索公文、处理信息提供了条件,也为公文立卷的准确分类提供了方便。主题词标注在附注下方,每两个主题词之间空一个字符的距离。主题词一般选用3~5个,按词义大小,从大到小排列。

2. 抄送机关 是除主送机关外,其他需要了解公文内容的机关。对上级、下级、同级机关均可用抄送。抄送机关标注在主题词之下,印刷版记之上的位置。

3.印发机关和时间　即印刷版记,位于抄送机关之下位置,用横线与印刷份数隔开。

4.印刷份数　最底线下面右侧印记印刷份数。

×××××××××××××××××××××××××××××××××××××××

×××××××××××××××××××××××××××××××××××××××

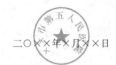

二○××年×月×日

编者说明:1.文件尾页必须出现至少一行正文。

2.落款时间应右空4字,不落单位名称。

3.印章应骑年盖月。

4.印章位置距正文1行距离,应上不压正文。

图 2-1　一枚印章下套式盖印模式

×××××××××××××××××××××××××××××××××××××××

×××××××××××××××××××××××××××××××××××××××。

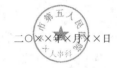

二○××年×月×日

编者说明:1.文件尾页必须出现至少一行正文。

2.落款时间应右空4字,不落单位名称。

3.中套式印章位置应置于印章中心位置并应骑年盖月。

4.印章位置距正文1行距离,应上不压正文。

图 2-2　一枚印章中套式盖印模式

×××××××××××××××××××××××××××××××××××

×××××××××××××××××××××××××××××××××××。

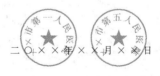

二○××年×月×日

编者说明:1.文件尾页必须出现至少一行正文。

2.落款时间应左右各空7字。

3.两枚印章之间不得相交或相切。

4.两枚印章间距离不得小于3mm。

图 2-3　两枚印章下套式盖印模式

×××××××××××××××××××××××××××

××××××××××××××××××××××××××。

××医疗设备有限公司 ××市第一人民医院 ××市第五人民医院

二〇××年××月××日

编者说明：1.文件尾页必须出现至少一行正文。
2.落款时间应置于单位名称之下，另起一行，右空两字。
3.两枚印章之间不得相交或相切，距离不得小于3mm。
4.三个以上单位联合发文，必须有单位名称落款，印章应盖在单位名称上，不得盖于纸张的空白处。
5.联合行文无论使用何种印章，均应采用一种盖印形式。

图 2-4　三枚印章下套式盖印模式

（四）公文格式示意图（图 2-5～图 2-8）

0000001　　　　　　　　　　　　　　　　　　机密 ★ 一年

（公文份数序号）　　　　　　　　　　　　　　　　特　急

　　　　　　　　　　　　　　　　　（秘密等级保密期及紧急程度）

□ □市人民政府文件（发文机关标识）

×政发〔2010〕8 号（发文字号）

关于××工作的批示（公文标题）

××××：（主送机关名称）

　　　　……………………………………………………………………

………………………………………………………………………………

…………………………………………………………………。（正文）

　　　附件：1.…………

　　　　　　2.…………

　　　　　　　　　　　　　　　　　　　××市人民政府（盖章）

　　　　　　　　　　　　　　　　　　　×年×月×日

主题词：××　　　××　　　××

抄送：××　　　××

图 2-5　公文格式

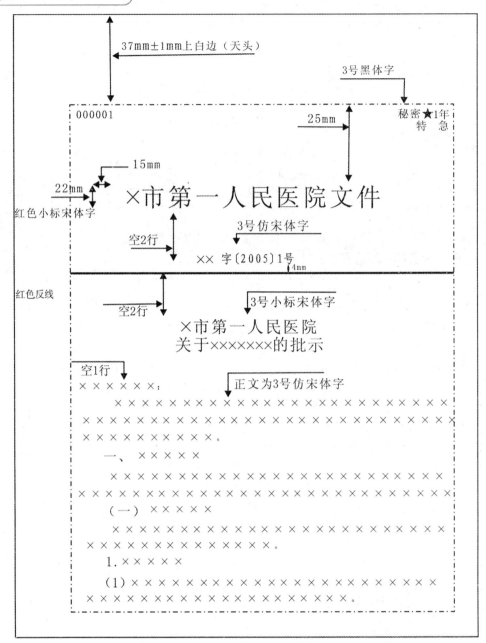

图 2-6 法定下行、平行文首页格式

发文字号中的年度两侧要用六角括号

发文字号中的年度两侧,为什么要用六角括号,而不能用方括号和圆括号?

答:圆括号通常是起注释作用,用于发文字号中的年度当然不妥。方括号类似数学公式的中括号,因为引用公文时,标题后的发文字号要用圆括号括起,从数学角度讲,圆括号是小括号,这就违反了低级符号中不得包括高级符号的原则,所以要求发文字号中的年度两侧要用六角括号。

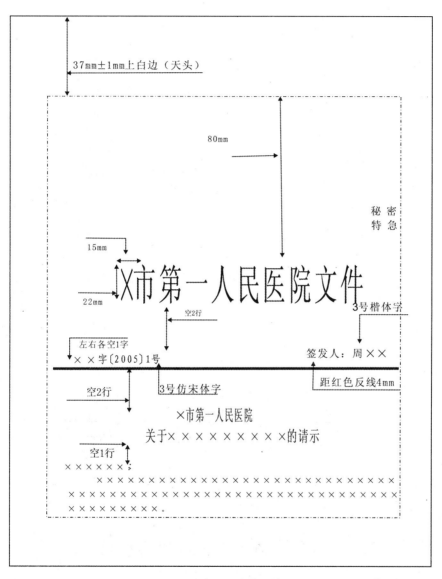

图 2-7　法定上行文首页格式

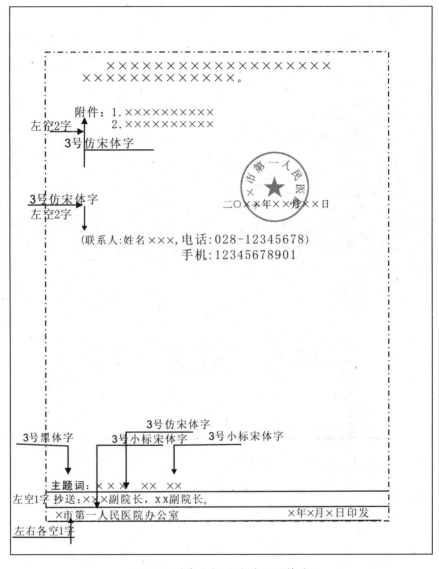

图 2-8　法定上行、下行文尾页格式

三、用纸、标题用字及印装格式

（一）用纸格式

公文用纸一般采用国际标准 A4 型(长 297mm、宽 210mm)。

（二）标题格式

公文标题应突出、鲜明、醒目,标题要居中排列,一般是排成一行。如果字数较多,可排成两行,一般不超过三行,断句处要保持词义完整。

（三）用字格式

版头字体的选用比较灵活,根据文件性质而定。密级用四号或四号黑体字;大标题用二号宋体字;小标题用三号宋体或楷体字;公文的正文、主送机关、抄送机关、附件说明、发文机关、发文字号、发文日期等,一般用三号或四号仿宋体字。

(四)印装格式

文字从左至右横写横排,左侧装订。装订后的公文要求保持整洁、美观。

第 2 节　公务文书写作技巧及范例

《办法》规定:行政机关的公文是行政机关在行政管理过程中形成的具有法定效力和规范体式的文书,是依法行政和进行公务活动的重要工具(图2-9)。

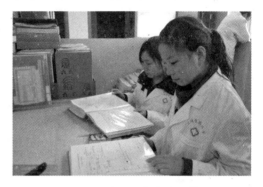

链接

公文写作常用词语释义

查备:供查考。

列席:参加会议,有发言权,无表决权。

鉴于:考虑到,察觉到。

纪要:记录要点的文字。

签发:由主管人审核后,签上名字,正式发出。

业经:即已经,同"业已"。

面洽:当面商量。

兹:这里;现在。

图2-9　学习公务文书写作

我国现行的行政公文有13种:命令(令)、决定、公告、通告、通知、通报、议案、报告、请示、批复、意见、函、会议纪要。按行文方向划分,它们主要可分为以下三类。

(1)上行文:是下级机关向所属上级机关报送的公文。如报告、请示等。在一般情况下,下级机关应和直接所属上级机关保持正常的领导与被领导关系,向直接所属的上级机关请示与报告工作。

(2)平行文:是无隶属关系和业务指导关系的同级机关和非同一系统的机关与部门之间往来的公文。如知照性通知、函、议案等。

(3)下行文:是上级领导机关向所属下级机关发送的公文。如命令(令)、决定、公告、通知、通告、通报等。

公文是规范化的书面材料。起草公文是一项政策性、思想性和业务性很强的工作。本节重点介绍在日常工作中使用较多的通知、通报、报告、请示、批复、函、会议纪要七种公文。

一、通　　知

(一)通知的概念、特点及种类

1. 通知的概念　通知是知照性公文,是适用于批转下级机关、转发上级机关和不相隶属机关的公文,是传达要求下级机关办理和需要有关单位周知传达或者执行的事项、任免人员的公文。

2. 通知的特点

(1)知照性:通知的主要功能在于知照对方。

(2)广泛性:通知的使用范围的广泛性。

(3)时效性:通知有一定的时效要求。

案例2-2

一位秘书专业毕业生去某政府机关应聘秘书职位,应聘单位为测试其公文写作水平,给了他一份计划(见附:×市全民义务植树造林2010年春季计划),要他根据这份计划,拟写两则公文。第一则是市政府为做好植树造林工作,向各区县人民政府发的文件;二是某县人民政府在接到政府文件后,为召开有关单位参加植树造林的会议而发的文件。

问题:如果你是他,你该如何起草这两份公文呢?

附:×市全民义务植树造林2010年春季计划

根据全国人大的精神,为积极响应党和政府的号召,绿化美化我市,特制订该计划:

一、任务

计划造林面积××亩,植树××株。要求每人平均完成3~5棵,后期有人管理,保证成活。

二、具体要求

……

三、措施

……

××省××市人民政府(章)

二〇一〇年一月二十日

案例分析:

根据材料内容和要求,这两则公文皆属通知。第一则是市政府发的指示性通知,第二则是县政府发的会议性通知。我们要比较两则通知的异同。

3. 通知的种类　根据内容的不同,通知大体可以分为四类。

(1) 批转、转发、颁发性通知:即颁布(颁发)与批转公文时使用的通知。①批转、转发性通知在转发公文时使用。例如《国务院办公厅转发水利部关于加强长江近期防洪建设若干意见的通知》。②颁发性通知在颁布(颁发)本机关制定的行政法规与规章、决定等公文时使用。例如《国务院办公厅关于发布〈国家行政机关公文处理办法〉的通知》。

(2) 指示性通知:用于布置下级机关工作事项,指示工作方法、步骤。例如《国务院关于切实加强艾滋病防治工作的通知》。

(3) 会议通知:是组织会议的单位制发的公文。例如《泉州经贸学院关于召开继续教育教学工作会议的通知》。

(4) 任免人员的通知:用于任免干部。

(二) 通知的格式与写法

通知的格式,包括标题、主送机关、正文、落款。

1. 标题　由制发机关、事由、文种三部分组成。

2. 主送机关　是写接收通知的单位名称,在第二行顶格写。有时,因通知事项简短,内容单一,书写时略去称呼,直起正文。

3. 正文　另起一行,空两格写正文,正文因内容而异。开会的通知要写清开会的时间、地点、参加会议的对象以及开什么会,还要写清要求。布置工作的通知,要写清所通知事件的目的、意义以及具体要求和做法。

4. 落款　署名和日期。

写通知一般采用条款式行文,可以简明扼要,使被通知者能一目了然,便于遵照执行。

通知范例

××市环保局转发××县环保局关于开展
环保自检互检工作的总结报告的通知

各县(区)环保局,各直属单位:

　　××县环保局是我省环保工作的先进单位,积累了丰富的工作经验。近年来,他们通过开展环保自检和互检,有效地推动了环保工作的深入开展,并取得了良好效果。他们的经验基本也适于我市。现将《××县环保局关于开展环保自检互检工作的总结报告》转发给你们,望参照执行,以推动我市环保工作的深入开展。

　　　　　　　　　　　　　　　　　　　　　　　　　××市环保局(章)
　　　　　　　　　　　　　　　　　　　　　　　　　××××年二月十六日

(三)通知的写作要求

1. **颁布或转发性通知**　要求在正文中简短地说明所颁布或转发的公文的制发机关、制发(批准、生效)日期与公文标题以及颁发或转发的目的、意义与要求等。被颁布或转发的公文均为通知的附件,须注明附件的序号与标题、件数。

转发性通知范例

国务院办公厅转发卫生部等部门
《关于进一步做好新型农村合作医疗试点工作指导意见》的通知

各省、自治区、直辖市人民政府,国务院各部委、各直属机构:

　　卫生部等部门《关于进一步做好新型农村合作医疗试点工作的指导意见》已经国务院同意,现转发给你们,请认真贯彻执行。

　　　　　　　　　　　　　　　　　　　　　　中华人民共和国国务院办公厅(盖章)
　　　　　　　　　　　　　　　　　　　　　　二〇〇四年一月十三日

2. **指示性通知**　须写明作出指示的根据与指示事项,内容要求明确具体。

指示性通知范例

国务院关于切实加强艾滋病防治工作的通知

各省、自治区、直辖市人民政府,国务院各部委、各直属机构:

　　我国自1985年首次报告艾滋病病例以来,在党中央、国务院的正确领导下,各地区、各部门认真研究制定防治规划,明确相关政策,开展健康教育,落实防治措施,加强患者救治,艾滋病防治工作取得了积极成效。但从总体上看,我国艾滋病疫情仍呈快速上升趋势,其传播和蔓延的势头还没有得到有效遏制。与此同时,防治工作还存在宣传教育不够广泛、疫情监测不够落实、干预措施不够普及、法律法规不够健全、防治力量薄弱、技术手段欠缺、一些地区和部门对防治工作认识不够等问题。为有效遏制艾滋病疫情快速上升的趋势,切实加强艾滋病防治工作,现就有关工作通知如下:

　　一、加强组织领导,明确职责任务……

　　二、坚持预防为主,实施综合治理……

　　三、……

各地区、各部门要从实践"三个代表"重要思想,贯彻落实党的十六大精神的高度,以对党、对国家、对人民高度负责的精神,扎扎实实地做好预防和控制艾滋病的工作,切实、有效地保障广大人民群众的身体健康和生命安全,维护国家发展和稳定的大局,为实现全面建设小康社会目标,实现中华民族的伟大复兴作出应有的贡献。

中华人民共和国国务院办公厅(盖章)

二〇〇四年五月九日

3. 会议通知　要求写明召开会议的名称、目的、议题、时间、会址、对参加会议人员的要求(如准备发言、文件、论文、生活用品等)、注意事项以及筹办会议单位名称、联系人、联系地址、电话号码、电报挂号、会议食宿安排、去会址路线、接洽标志等。有的通知后面还要附上入场凭证或请柬等。总之,要写得清楚、具体,对必须写明的项目无一错漏,以保证会议按预定要求准时召开。

 链接

会议通知范例

××经贸学院关于举办公文处理和公文写作高级研修班的通知

××市各单位:

为认真贯彻执行中共中央办公厅《中国共产党机关公文处理条例》和国务院发布的《国家行政机关公文处理办法》,提高有关领导和办公室人员公文处理和公文写作能力,更好地适应办公室工作规范化、制度化、科学化的新要求,我院经与××市委办公室商议,拟自 2011 年 4 月起连续在××经贸学院举办"高级研修班",现将有关事项通知如下:

一、研修主题:……

二、主要内容:……

三、开班时间:……

四、参加对象:……

五、主讲教师:……

六、费用标准:……

七、承办单位和报名方法:……

八、培训报到地址:××经贸学院办公室。

附件:全国公文处理和公文写作高级研修班报名回执表(略)

××经贸学院(盖章)

二〇一一年三月八日

4. 任免人员的通知　要求写明批准的机关、日期与被任免人员的职务、姓名。

 链接

任免通知范例

××市人民政府关于×××等职务任免的通知

各区、各县人民政府,市政府各委、办、局,各市属机构:

经 2010 年 10 月 17 日××市第十一届人民代表大会常务委员会第三十七次会议决定:

任命王大年为××市人民政府办公厅主任;

免去陈国雄原市人民政府办公厅主任职务。

××市人民政府(盖章)

二〇一〇年十月二十二日

二、通 报

案例2-3

关于对××造价咨询公司予以批评的通报

各造价咨询机构：

珠海××工程造价咨询有限公司在承担科技创新海岸 D1、G1、J1 道路以及三村工业区 2 号市政道路工程预算编制任务的过程中，编制人员疏忽大意，导致工程标底出现重大偏差，致使工程在完成招标之后无法正常实施，造成了极为不良的影响。

为维护建筑市场正常秩序，规范造价咨询机构市场行为，经研究决定：

一、对珠海××工程造价咨询有限公司予以通报批评。

二、由市建设工程造价管理站责令珠海××工程造价咨询有限公司对有关责任人予以严肃处理，并监督落实制定整改措施。

希望各造价咨询机构吸取教训，避免类似事件再次发生。

珠海市建设局
二〇一〇年十一月二十九日

问题： 1. 从行文方向看，通报属于哪种公文？

2. 通报的结构由几部分组成？

案例分析：

这篇批评性通报先说明被通报批评的对象所犯错误的情况及造成的不良影响，为后文作出通报批评提供依据；然后写明给予公司和有关责任人怎样的处理；最后提出劝诫。

（一）通报的概念、特点及种类

1. 通报的概念 通报是适用于表彰先进、批评错误、传达重要精神或者情况的行政公文。

2. 通报的特点

(1) 典型性：通报的事实不论是表彰性的、批评性的，还是通报情况的，都要求有典型意义。典型性就是具有普遍性、代表性，事实越典型，其警示和借鉴意义越大，只有个性没有普遍意义的题材，缺乏广泛的指导价值。

(2) 指导性：通报内容的价值往往并不单纯在于发布动态信息、宣布事件处理结果，而是要激励先进、督促后进，树立学习榜样，或者提供反面典型以使读者能够总结经验、吸取教训，得到有益的启示和警示。

(3) 时效性：上级机关应该适时发布通报。首先通报的事实较为具体，对发生的时间、地点等要素都要进行交代，这就要求通报及时发布；其次通报的内容总是跟特定时期背景有着紧密的联系，通报得过于迟缓，就失去其沟通情况、宣传教育的目的。所以，通报的制发应该迅速及时，以免时过境迁，失去其作用。

3. 通报的种类

(1) 表彰通报：表彰通报是用来表彰先进人物或先进集体，介绍先进事迹、推广典型经验的，是从高层机关到基层单位都广泛采用的常用公文类型。

(2) 批评通报：批评通报是对工作中发生、出现的重大事故、重大失误、错误倾向、不良风气提出批评时使用的公文文种，重在以儆效尤，有针砭、警示、纠正的作用。批评通报可以针对个人所犯的错误制发，也可以针对某一部门、单位的不良现象制发，还可以针对普遍存在的某种问题制发。

（3）情况通报：用来传达重要精神、沟通重要情况的通报是情况通报。为了让下级单位对一些重要事件或全局状况有所了解，上级机关应该适时发布这样的通报。常见的工作情况通报内容主要有工作进展情况、落实情况、评比检查结果等。

（二）通报的格式与写法

通报由标题、发文字号、主送机关、正文、落款构成。

1. 通报的标题　发文机关、主要内容、文种。

2. 通报的正文

（1）表彰及批评通报

1）介绍事实与现象：介绍先进人物或集体的行动及其影响，要写清时间、地点、人物、基本事件过程；如果对个人的错误进行处理，要写明违纪人员的基本情况，对错误事实的叙述要写得简明、清晰；如果是针对某一普遍存在的问题进行通报，要选择一些有代表性的事实进行综合叙述。表达时应概括叙述，只要将事实讲清即可，篇幅不宜过长。

2）揭示事实的性质、意义：对先进人物、典型事迹，应表明其代表的积极的倾向，指出其意义，以便激励先进、督促后进；对于单一错误事实，要对错误的性质、危害进行分析，一般都写得比较简短；对于综合性的不良现象或问题，分析要系统。主要采用议论的写法，要注意文字的精练，措辞要有分寸感，不能出现过誉或贬低的现象。

3）做出表彰或处理决定：这部分写"什么会议"或"什么机构"决定，给予表彰对象以什么样的表彰和奖励；或者给予批评对象什么样的处分和惩罚。这部分在表达上要注意的主要是清晰、简洁、用词精当。

4）提出希望和要求：结尾部分用来提出希望、发出号召。这部分表述的是发文的目的，是整篇的思想落脚点，应该写得有针对性，具有教育意义，以使受文单位对通报高度重视、认清性质、采取措施。

 链接

表彰通报范例

××市人民政府
关于表彰计划生育先进集体和先进工作者的通报

各县（市、区）人民政府，市属各部门：

我市各级党委、政府和有关部门高度重视计划生育工作，认真贯彻省计划生育条例，切实加强对计划生育工作的领导，全面完成了省下达的人口计划和各项计划生育指标任务。2010年度，全市人口出生率降到5‰，平均生育率为0.87‰，低于全国、全省水平。这是全市各级干部、计划生育工作者和全市人民共同努力的结果。为了进一步推动我市计划生育工作的深入开展，市人民政府决定授予××县等三十五个单位"全市计划生育先进集体"光荣称号，授予×××等四十五位同志"全市计划生育先进工作者"光荣称号。希望受到表彰的单位和个人，戒骄戒躁，继续努力，为我市计划生育工作向深层次、高质量发展作出新的贡献。2011年，各级政府和广大干部要继续把计划生育工作放在重要的地位，坚持不懈地抓下去，切实加强领导，坚持按《条例》规定依法管理，大力加强基层基础工作，力争将我市人口出生率控制在5‰以内，为实现我市人口控制在四百万以下的目标而努力奋斗。

附：××市计划生育先进集体、先进工作者名单。（略）

××市人民政府（盖章）

二〇一〇年十二月五日

（2）情况通报

1）缘由和目的：开头首先叙述基本事实，包括阐明发布通报的根据、原因、目的等。开头文字不宜过长，应该综合归纳，要言不烦。

2）情况和信息：主体部分主要叙述情况、传达信息，通常内容较多，篇幅稍长，要注意梳理归类，对结构进行合理安排。

3）希望和要求：在明确情况的基础上，对受文单位提出一些希望和要求。这部分是全文思想的归结之处，写法因文而异，总的原则是：抓住要点、切实可行、简练明白。

（三）通报的写作要求

1. **通报一般不提出具体工作要求**　在实践中，一部分传达上级指示精神的公文既可用通知，也可以用通报。在内容上通报不同于通知的特点是：通报一般不提出工作上的具体要求以及需要具体组织实施的事项。

2. **通报文风要朴实**　文字表述要简洁明快、言之有据，切忌夸张渲染。无论是表扬还是批评，都要以实事求是的态度对事实认真核查，一定不要拔高或扭曲。

3. **通报观点要鲜明**　提倡什么、反对什么，要是非分明，忌含糊其辞。在行文篇幅上要详略得当，切忌把表彰通报写成报告文学，把批评通报写成情况纪实。一般地讲，即使长一点的通报，也要以不超过两千字为宜。

> **链接**
>
> **通知与通报的区别**
>
> 　　严格地讲通知是知照性文种，它侧重于提出要求，明确界限，通报是陈述性公文，侧重于说明，介绍某一事物或问题的情况；通报可以提出下一步要求，也可以不提出要求，而通知必须有下一步工作的意见与要求，否则就失去了作为通知文种存在的价值。从内容上看，两者虽属同一个内容的事项，同样都要求下级贯彻执行，但如果是刚刚发生的某一典型事例，则要用"通报"而不用"通知"；如是某一方面情况的综合，则应当用"通知"而不用"通报"。

三、报　　告

案例2-4

> 国家工商行政管理局
> 关于加强工商行政管理工作的报告
>
> 国务院：
>
> 　　为了更好地贯彻党的××届×中全会精神，在治理整顿期间，工商行政管理机关应充分发挥监督的职能，强化完善各项监督管理措施，为深化改革，促进社会主义经济持续、稳定、协调发展创造良好的条件。根据国务院赋予工商行政管理机关的职能，应进一步拓宽监督管理的广度，增加监督管理的深度，强化监督的力度，把工商行政管理工作提高到一个新的水平，为此，今年全国工商行政管理局长会议进行了专门研究，对下一步工作提出以下意见：
>
> 　　一、进一步依法加强对生产资料市场的监督管理，不断提高集贸市场的管理水平。（略）
>
> 　　二、加强对国营和集体企业的监督管理，积极支持企业集团的建立和发展。（略）
>
> 　　三、切实加强对个体、私营经济的监督管理，引导它们健康发展。（略）
>
> 　　……

以上报告如无不妥,请批转各地区、各部门执行。

国家工商行政管理局(章)

二○一×年×月×日

问题:1. 报告在格式上有什么特点?

2. 报告在内容安排上有什么要求?

(一)报告的概念、特点和种类

1. 报告的概念　报告是适用于向上级机关汇报工作、反映情况、答复上级机关询问的公文。

报告属上行公文,应用相当广泛。它可以用于定期或不定期地向上级机关汇报工作,反映本部门、本单位贯彻执行各项方针、政策、批示的情况,反映实际工作中遇到的问题;为上级机关制定方针、政策或者作出决策、发布指示提供依据;也可以用来向上级机关陈述意见、提出建议,如针对本地区、本单位、本部门带有普遍意义或倾向性的问题,提出解决的途径,为上级机关当好参谋;还可以用于答复上级机关的询问。

2. 报告的特点

(1) 行文的单向性:报告是下级机关向上级机关行文,旨在为上级机关提供情况,不需要批复,属单向行文。

(2) 表达的陈述性:报告用于汇报工作、反映情况。报告具体地陈述本部门、本单位贯彻执行各项方针、政策的情况,某一阶段做了哪些工作,怎样开展的,取得了哪些成绩,存在什么问题。表达手法是叙述和说明。

3. 报告的种类　根据性质的不同,可分为综合报告和专题报告;根据时间期限的不同,可分为定期报告和不定期报告;根据内容不同,可分为工作报告、情况报告、答复报告和递送报告等。需要说明的是,有些专业部门使用的报告文书,例如:"调查报告"、"审计报告"、"咨询报告"、"立案报告"、"评估报告"等,虽然标题也有"报告"二字,但其概念、性质和写作要求与行政公文中的报告不同,不属于行政公文范畴,不应与之混淆。

按内容划分的几种报告:

(1) 工作报告:是向上级机关或重要会议汇报工作情况的报告。它主要用以总结工作,反映某一阶段、某个方面贯彻落实政策、法令、批示的情况。如×××在××省××会议上所作的《计划生育工作报告》。

(2) 情况报告:是指用于向上级反映工作中的重大情况、特殊情况和新动态等的报告。这种报告便于上级机关根据下级情况,及时采取措施,指导工作。

(3) 答复报告:是针对上级机关向下级机关提出询问或要求,经过调查研究后所作的陈述情况或者回答问题的报告。

(4) 递送报告:是以报告的形式向上级呈报其他文件、物件的说明性公文。

(二)报告的结构和写法

报告一般由标题、主送机关、正文和落款组成。

1. 标题　报告标题常见的形式有两种:一种由发文机关、事由和文种构成,如《××部关于××抗灾救灾工作情况的报告》;另一种由事由和文种构成,如《政府工作报告》。

2. 主送机关　报告的主送机关可以是一个,也可以是几个,顶格写于文首,其后用冒号。

3. 正文　报告正文的结构一般由开头、主体和结语等部分组成。

（1）开头：主要交代报告的缘由，概括说明报告的目的、意义或根据，然后用"现将××情况报告如下"一语转入下文。

（2）主体：这是报告的核心部分，用来说明报告事项。它一般包括两方面内容：一是工作情况及问题；二是进一步开展工作的意见。

在不同类型的报告中，正文中报告事项的内容可以有所侧重。工作报告在总结情况的基础上，重点提出下一步工作安排意见，大都采用序号、小标题区分层次；建议报告的重点应放在建议的内容上，也可以采用标序列述的方法；答复报告则根据真实、全面的情况，按照上级机关的询问和要求回答问题、陈述理由；递送报告只需要写清楚报送的材料（文件、物件）的名称、数量即可。

（3）结语：根据报告种类的不同，一般都有不同的程式化用语，应另起一段来写。工作报告和情况报告的结束语常用"特此报告"；建议报告常用"以上报告，如无不妥，请批转各地执行"；答复报告多用"专此报告"；递送报告则用"请审阅"、"请收阅"等。

4. 落款 署名和成文时间。

（三）报告的写作要求

1. 工作报告

（1）要写明工作进程、成绩与经验、问题与不足、改进的措施、未来的打算等。

（2）主次要分明，重点要突出，点面结合。

（3）要客观全面报告工作情况，实事求是，从客观反映的成绩或问题中揭示出一定的规律。

（4）报告可以写设想、提建议，但不得夹带请示事项。

2. 情况报告 重在反映"动态"情况。如突发情况、意外事故，工作中出现的新事物、新问题、新动向。报告要及时，详略要得当。

3. 答复报告 针对上级的询问，实事求是地回答。

4. 递送报告 将报送的材料（文件、物件）的名称、数量写清楚就可以了。结尾用"请收阅"、"请查收"等惯用语。

链接

工作报告范例

关于××××年度计划免疫工作的报告

××省卫生厅：

我市××××年度计划免疫工作成效显著，几种主要传染病的发病率都比去年同期有大幅度下降。按今年上半年发病累积报告数，比去年同期下降率是：伤寒下降48.7％，百日咳下降39.5％，乙型脑炎下降82.3％，乙肝下降45％。

之所以能取得以上显著效果，主要是我市在市、区、街道建立健全了三级预防保健网，有计划地进行了白喉、百日咳、麻疹、伤寒、副伤寒、破伤风等预防接种和投放小儿麻痹症的预防糖丸。为健全市计划免疫冷链系统，我局拨专款××万元，为市、区、街道配备了冷库、制冷器、冰箱、冷藏包等，保证了疫苗的质量和预防接种效果，几种疫苗的接种率，均达到或超过卫生部规定的标准。

虽然取得了以上成绩，但也存在一些不足之处，例如宣传发动工作做得不够细致，特别是近郊的一些农户，有的家长对预防接种不够重视，抱有侥幸心理。这些是今后要注意的问题。

××市卫生局（盖章）

××××年×月×日

四、请 示

案例2-5

　　××市医院为迎接上级规章制度专项检查,需将医院成立后的文件按照市档案局的标准化要求建立档案室,以进行立卷归档。为此,医院决定将现有的文印室改建为医院档案室,文印室人员合并到医院办公室,改建为现代开放式办公环境。院领导决定由院办公室陈主任负责改建工作,但由于目前医院周转资金紧张,应尽量节俭,不要搞太大的装修工程。陈主任会后安排张雪和李东去建材市场,了解改建开放式办公室所用隔板的不同价位,写一份用于研究改建费用的分析报告。李梅写一份档案规范化建设及改建办公环境的请示,并将改建总体费用列表附后。

　　问题:1. 什么情况下写请示?

　　　　　2. 请示在内容上由几部分构成?

　　　　　3. 请示在格式上有什么要求?

(一)请示的概念、特点和种类

1. 请示的概念　　请示是适用于向上级机关请求指示、批准的公文。

2. 请示的特点

(1)针对性:只有本机关无权决定或无力解决而又必须解决的事项,才可以用"请示"行文,请求上级机关给予指示、决断或答复、批准,因而请示有很强的针对性。

(2)超前性:请示必须在办理事项之前行文。

(3)单一性:请示要一事一请示,且主送机关只能有一个。

(4)呈批性:请示的目的是针对某一事项取得上级的指示或批准,上级机关对呈报的请求事项无论是否同意,都必须给予明确的"批复",属于双向行文。

(5)隶属性:发文单位只能按照隶属关系向直接的主管机关发文请示。

3. 请示的种类　　按照内容和性质的不同,可将请示分为请求指示性请示和请求批准性请示。

(1)请求指示性请示:用于上级主管部门明确规定必需请示批准才能处理的事宜;有关方针、政策的界限难以界定的问题;遇到的新情况和难以解决的问题;把握不准或无章可循的事项;情况特殊、有意见分歧、无法办理、需请示上级机关指示意见时所写的请示。

(2)请求批准性请示:用于本单位职权范围内不能解决的问题;或要做某项工作而需要或缺少一定的财力、物力、人力,要向上级予以帮助时所写的请示。

链接

关于交通肇事是否给予被害者家属抚恤问题的请示

最高人民法院:

　　据我省××县人民法院报告,他们对交通肇事致被害人死亡,是否给予被害者家属抚恤的问题,有不同意见。一种意见认为,被害者是有劳动能力的人,并遗有家属要抚养的,就给予抚恤,被害者若是没有劳动能力的老人或儿童,就不给予抚恤;另一种意见认为,只要不是由被害者自己的过失所引起的死亡事故,不管被害者有无劳动能力,都应酌情给予抚恤,我们同意后一种意见。几年来实践经验证明,这样做有利于安抚死者家属。

　　是否妥当?请批复。

××省高级人民法院(盖章)

××年××月××日

（二）请示的结构与写法

请示由标题、主送机关、正文、落款组成。

1. **标题**　一般由请示单位、事由、文种三项或事由和文种两项组成。

2. **主送机关**　为直属上级机关，即一般只报一个主管的领导机关。

3. **正文**　正文一般由以下三个部分组成。

（1）请示缘由：提出请示的原因和理由。

（2）请示事项：提出有关问题，要求上级指示或批准。提出的请示，要符合有关方针、政策，切实可行，不可将矛盾上交。

（3）请示要求：应明确提出要求解决问题的方法或途径，常用"妥否，请批示"、"特此请示，请批复"等结尾。

4. **落款**

（三）请示的写作要求

1. **一事一请示**

2. **单头请示**　一般只主送一个上级领导机关或主管部门，不多处主送，如果需要，可以抄送有关机关，这就可以避免出现推诿、扯皮的现象。请示与报告不能混用，不能将请示写成报告，即不写"请示报告"。

3. **不越级请示**　这一点，请示与其他行政公文是一样的。如果因特殊情况或紧急事项必须越级请示时，要同时抄送越过的直接上级机关。除个别领导直接交办的事项外，请示一般不直接送领导个人。

4. **不抄送下级机关**　请示是上行公文，行文时不得同时抄送下级，以免造成工作混乱，更不能要求下级机关执行上级机关未批准和批复的事项。

请求批准的请示范例

××乡卫生院关于申请增设产科床位资金的请示

××县卫生局：

××年是生育高峰年，有统计资料表明，我院所在地××乡，今年临产的妇女达××人，而我院的产科床位严重不足，只有××个床位。为解决这个实际困难，我院决定在原来的基础上再增设××个床位，以解燃眉之急。现我院有资金××万元，尚缺××万元，今特请求县卫生局帮助解决所缺款项问题。

请审核，批复。

××乡卫生院(盖章)

××年××月××日

报告和请示的区别

"报告"对上级没有肯定性的批复要求，而"请示"则相反；在行文时间上，"报告"是事中或事后行文，而"请示"则是事前行文；上级对下级报送的"报告"，可做也可不做批示，一切全由上级酌情处理，如确需批示时，只能使用"批示"文种，而"请示"则不然，不论所请示的事项上级同意与否，按理都应及时做出批示，但批示时使用的文种都是"批复"而不是"批示"。

五、批　复

案例2-6

国家税务总局关于交通部门
有偿转让高速公路收费经营权征收营业税的批复

××省地方税务局：

你局《关于××省交通厅高速公路收费权有偿转让行为征收营业税问题的请示》（湘地税发〔2005〕104号）收悉，批复如下：

根据《中华人民共和国营业税暂行条例》（简称《条例》）第一条的规定，在我国境内提供应税劳务的单位和个人，为营业税的纳税义务人，应当依照本条例的规定缴纳营业税。交通部门有偿转让高速公路收费权行为，属于营业税征收范围，应按"服务业"税目中的"租赁"项目征收营业税。

国家税务总局（章）

二〇〇五年十二月六日

问题：根据上面的公文，说说批复的正文由哪几方面构成？

（一）批复的概念、特点和种类

1. 批复的概念　批复是答复下级机关的请示事项时使用的文种，是下行文。

2. 批复的特点

（1）行文具有被动性：批复的写作以下级的请示为前提，它是专门用于答复下级机关请示事项的公文。先有上报的请示，后有下发的批复，一来一往，被动行文。这一点与其他公文有所不同。

（2）内容具有针对性：批复要针对请示事项表明是否同意或是否可行的态度，批复事项必须针对请示内容来答复，而不能另找与请示内容不相关的话题。因此批复的内容必须明确、简洁，以利下级机关贯彻执行。

（3）效用的权威性：批复表示的是上级机关的结论性意见，下级机关对上级机关的答复必须认真贯彻执行，不得违背。批复的效用在这方面类似命令、决定，带有很强的权威性。

（4）态度的明确性：批复的内容要具体明确，不能有模棱两可的语言，使得请示单位不知道如何处理。

3. 批复的种类　根据批复的内容和性质不同，可以分为指示性批复和批准性批复；根据答复的情况，可以分为肯定性批复和否定性批复。

（二）批复的格式与写法

批复一般由标题、主送机关、正文、落款构成。

1. 标题　标题的写法最常见的是完全式的标题，即由发文机关、事由和文种构成，如《国务院关于长沙市城市总体规划的批复》。

还有一种完全式的标题是由"发文机关+表态词+请示事项+文种"构成，这种较为简明、全面和常用，如《××市政府关于同意××修建办公楼的批复》。也有的批复只写事由和文种。

2. 主送机关　为报送请示的直属下级机关。

3. 正文　正文包括批复引语、批复意见和批复要求三部分。

（1）批复引语：要点出批复对象，一般称"收到某文"或"某文收悉"，要写明是对于何时、何号、关于何事的请示的答复，如"你院关于修建办公楼的请示（×发〔2010〕3号）已收悉，经研究批复如下："。

（2）批复意见：是针对请示中提出的问题所作的答复和指示，意思要明确，语气要适当。什么同意，什么不同意，为什么某些条款不同意，注意事项等都要写清楚。

（3）批复要求：其实可以单独算作结尾，是从上级机关的角度提出的一些补充性意见，或是表明希望、提出号召。如果同意，可写要求；不同意，亦可提供其他解决办法。结尾写上："特此批复"或"此复"。

4.落款　批复发文机关和成文日期。

（三）批复的写作要求

批复既是上级机关指示性、政策性较强的公文，又是对下级单位请求指示、批准的答复性公文，因此，撰写批复要慎重及时，根据现行政策法令及办事准则，及时给予答复。撰写时，不管同意与否，批复意见必须清楚明白，态度明确，不能含糊其辞，模棱两可，以免下级无所适从。

同时批复必须有针对性的一文一批复，请示要求解决什么问题，批复就答复什么问题。

批复写作范例

卫生部关于禁止使用焦亚硫酸钠处理黄花菜的批复

××省卫生厅：

你省《关于能否使用焦亚硫酸钠对黄花菜进行防腐保鲜的请示》(××卫报〔2010〕30 号)收悉。经研究，现批复如下：

食品添加剂使用卫生标准(GB2760)中焦亚硫酸钠的使用范围不包括黄花菜，使用焦亚硫酸钠处理黄花菜的行为，违反了《中华人民共和国食品卫生法》第一条规定，应按照第四十四条进行处罚。

此复

卫生部(盖章)

二〇〇一年六月十四日

六、函

（一）函的概念、特点和种类

1.函的概念　函是适用于不相隶属机关之间商洽工作、询问和答复问题、请求批准和答复审批事项的公文。函为平行文。

2.函的特点

（1）使用范围的广泛性：函没有机关单位使用权限的限制，而且涉及的内容比较广泛。

（2）写作的灵活简便性：函的写法灵活简便，篇幅短小，制作程序、手续一般也较为简易。函是公文中最轻型的一个文种。

3.函的种类

（1）商洽函：是不相隶属机关之间商洽工作的函。

（2）询问函：是向有关机关询问情况的函。

（3）答复函：是针对询问函而制发的函。

（二）函的格式与写法

函由标题、发文字号、主送机关、正文和落款几部分组成。

1.标题　公函的标题一般有两种形式。一种是由发文机关名称、事由和文种构成，如"山东省人民政府关于济南新机场名称的函"；另一种是由事由和文种构成，如"关于商请派车接送医护人员的函"。

2.发文字号　与其他公文的发文字号相似，只需要在机关、单位等字中加上"函"字，如"川政函字〔2010〕8 号"，表示四川省人民政府 2010 年第 8 号函件。

3.主送机关　即受文并办理来函事项的机关单位，于文首顶格写明全称或规范化简称，其后用冒号。

4. 正文　其结构一般由开头、主体、结尾、结语等部分组成。

（1）开头：主要说明发函的缘由。一般要求概括交代发函的目的、根据、原因等内容，然后用"现将有关问题说明如下："或"现将有关事项函复如下："等过渡语转入下文。复函的缘由部分，一般首先引叙来文的标题、发文字号，然后再交代根据，以说明发文的缘由。

（2）主体：这是函的核心内容部分，主要说明致函事项。函的事项部分内容单一，一函一事，行文要直陈其事。无论是商洽工作、询问和答复问题，还是向有关主管部门请求批准事项等，都要用简洁得体的语言把需要告诉对方的问题、意见叙述清楚。如果属于复函，还要注意答复事项的针对性和明确性。

（3）结尾：一般用礼貌性语言向对方提出希望，或请对方协助解决某一问题，或请对方及时复函，或请对方提出意见或请主管部门批准等。

（4）结语：通常应根据函询、函告、函商或函复的事项，选择运用不同的结束语，如"特此函询（商）"、"请即复函"、"特此函告"、"特此函复"等。

5. 落款　署名和日期。

（三）函的写作要求

函的写作，首先要注意行文简洁明确，用语把握分寸。无论是平行机关还是不相隶属的行文，都要注意语气平和有礼，不要倚势压人或强人所难，也不必逢迎恭维、曲意客套。至于复函，则要注意行文的针对性，答复的明确性。

函与复函的范例

××市卫生局关于向××经贸学院商借教室的函

××卫局〔2008〕12号

××经贸学院：

我局为传达贯彻党的十七大精神，拟对本局在职职工进行不脱产培训。因场地不够，拟向贵校借用教室。时间是今年11月、12月两个月的所有双休日，每天上午8时至下午5时，数目5间，有关经费及细节，我局将派人前来商定。望能得到贵校支持。

妥否，请函复。

××市卫生局（盖章）

二〇〇八年十月二十日

××经贸学院关于同意借用教室的复函

××经院〔2008〕45号

××市卫生局：

贵局《关于商借教室的函》（××卫局〔2008〕12号）收悉。借用教室之事与传达贯彻党的十七大精神有关，作为本市的一所高等院校，理应全力支持。经研究同意贵局的要求，具体事宜请派工作人员来我院商洽。

特此函复。

××经贸学院（盖章）

二〇〇八年十月二十二日

七、会议纪要

（一）概念

会议纪要是记载、传达会议情况和议定事项时使用的公文。

（二）特点

1. 会议纪要具有较强的提要性　会议纪要的依据是会议材料和会议记录,但它又不同于会议记录,必须对会议进行归纳整理,摘取出要点,提炼出精华,概括出主要精神,归纳出主要事项,方称"纪要"。

2. 具有决议的性质　它是对会议议定事项的概括和归纳,所以一经下发,便对有关单位和人员产生一种指示作用和约束力,实际起着决议的某些作用。

3. 具有存查备案的作用　某些会议纪要不一定要贯彻执行,只是为了通报情况,让有关人员周知,在必要时查阅。

（三）格式和写法

1. 标题　一般是会议名称加上文种组成。

2. 正文　通常由开头、主体、结尾三部分组成。

（1）开头:是对会议情况的概述,要交待会议的时间、地点、主持人、与会人员、会议宗旨等,要写得简要、概括,使人了解会议的基本情况。

（2）主体:一般以说明性文字反映会议研究的问题,会议讨论的情况或意见,会议做出的决定,对今后工作的安排等。可针对不同情况分别采用综合概述法、归纳分析法、发言摘要法等不同写法。

链接

会议记录与会议纪要的区别

会议记录是如实记录会议情况的事务性文书;会议纪要是以会议记录为基础和依据,经加工、提炼、概括、整理而成的行政公文。

会议记录只作为内部存查使用,不对外公布;会议纪要则在一定范围内公布传阅,要求贯彻执行。

链接

会议记录的要求

会议记录的格式包括两部分:①会议的组织情况,要求写明会议名称、时间、地点、出席人数、缺席人数、列席人数、主持人、记录人等;②会议的内容,要求写明问题、发言、决议等,是会议记录的核心部分。

对发言的内容:①详细具体地记录,尽量记录原话,主要用于比较重要的会议和重要的发言;②摘要性记录,只记录会议要点和中心内容,多用于一般性会议。

考点:掌握通知、通报、报告、请示、批复、函、会议纪要七种公文格式与写法

（3）结尾:一般指明方向,发出号召,提出希望。

3. 落款　署名和日期。

第3节　公务文书处理程序与方法

一、公文处理的基本要求

案例2-7

某日下午,××大型中外合资制药厂针剂制品进口生产线突发严重故障,刘总经理责成王秘书立即撰文与国外厂商联系抢修事宜。因刘总经理即将动身赴外地履行签约手续,王秘书急忙将草拟的文稿送给他签发。刘总经理匆匆阅毕,随即用铅笔在文稿结尾处批注:"阅。刘,9.28"。

问题: 请指出上述发文处理程序中的错漏之处,并提出改进意见。

案例分析:

案例中的秘书人员的发文处理程序是由制文和制发两个阶段组成的。上述案例是处于发文处理

的制文阶段,该阶段包括拟稿、会签、拟定主题词、审核、呈批、签发和注发的几个环节。上述案例的错漏处是王秘书将草拟的文稿径直送刘经理签发,没有经过文书会签、拟定主题词、审核和呈批的环节,并且刘经理对文稿的签发工作不符合签发的要求。秘书将草拟的文稿送往主办机关与有关部门进行签发、拟定主题词、核稿、呈批之后,再送机关领导签发。刘经理应对拟签发的文件做全面审定,并且在签发时应签具签发人全名,并写明应打印份数和完整的公历制签发日期。

(一)公文处理工作

公文处理工作是指公文的办理、管理、整理(立卷)归档等一系列相互关联、衔接有序的工作。从实质上讲,就是运用科学的原理与系统的方法,完成对文件的制发和收入管理工作,为党和国家的管理工作服务。

(二)公文处理工作的任务

文书处理工作的具体任务概括起来主要有以下几点:

(1)文件的收发、登记、审核和分送。

(2)文件的拟办、批办、承办和催办。

(3)文件的撰写、核签、缮印和校对。

(4)会议、汇报、电话的记录与整理。

(5)文件的平时归卷、管理和提供利用。

(6)文件的立卷和归档。

(三)公文处理的原则

根据《中国共产党机关公文处理条例》、《国家行政机关公文处理办法》的要求,公文处理必须做到准确、及时、安全、保密,这是一条最基本的原则,具体而言,主要是:

1. 迅速及时、不拖拉、不积压 这是对公文处理工作时效性的要求。目前有的机关在制文、办文上所实行的"一、二、三、四"制度,对克服与防止公文处理上的拖拉、积压与文件旅行有一定的作用。一是,收文要日清、日结、日分发;二是,核稿、拟办不超过两天;三是,签发、批办不超过三天;四是,打印、发出不超过四天。

2. 准确、周密,办文要保证质量 这是对公文处理工作质量性的要求。具体地说,制文要明确、文件运转要严密、办文要精确,各个环节要协调一致,切实保证文件的质量。

3. 集中、统一,办文要规范 这是实现公文管理科学化、规范化的要求。在公文体式上,要严格执行中央、国务院有关规定,力求规范化、标准化、统一化;在行文关系上,要按照党和国家规定的"应根据各自隶属关系和职权范围确定",不得打乱现有的隶属关系随便发文,特别是要严格控制部门内设机构的行文数量。

4. 安全、保密,确保文件在质量上、政治上的安全 这是对公文管理安全性的要求,包括物质上的安全,使文件不受损坏;政治上的安全,就是要确保国家的机密安全,做到不失密、不泄密,保证文件不丢失、不被窃。

二、公文处理的程序

公文处理程序是指公务文书在机关内部运行处理的一系列工作程序,主要包括发文办理、收文办理、清退、立卷、归档、销毁等方面。公文处理步骤如图2-10所示。

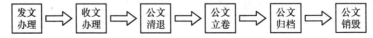

图2-10 公文处理步骤

（一）发文办理

发文办理,指以本机关名义制发公文的过程。包括草拟、审核、签发、复核、缮印、用印、登记、分发等程序,如图 2-11 所示。

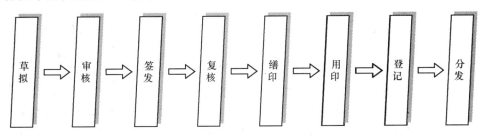

图 2-11　发文办理程序步骤

1. 拟制公文　对涉及其他部门职权范围内的事项,主办部门应当主动与有关部门协商,取得一致意见后方可行文。如有分歧,主办部门的主要负责人应当出面协调,仍不能取得一致时,主办部门可以列明各方理据,提出建设性意见,并与有关部门会签后报请上级机关协调或裁定。公文送负责人签发前,应当由办公厅(室)进行审核。审核的重点是:是否确需行文,行文方式是否妥当,是否符合行文规则和拟制公文的有关要求,公文格式是否符合本办法的规定等。以本机关名义制发的上行文,由主要负责人或者主持工作的负责人签发;以本机关名义制发的下行文或平行文,由主要负责人或者由主要负责人授权的其他负责人签发。

公文正式印制前,文秘部门应当进行复核,重点是:审批、签发手续是否完备,附件材料是否齐全,格式是否统一、规范等。经复核需要对文稿进行实质性修改的,应按程序复审。

2. 拟制公文应当做到

（1）符合国家的法律、法规及其他有关规定,如提出新的政策、规定等,要切实可行并加以说明。

（2）情况确实,观点明确,表述准确,结构严谨,条理清楚,直述不曲,字词规范,标点正确,篇幅力求简短。

（3）公文的文种应当根据行文目的、发文机关的职权和与主送机关的行文关系确定。

（4）拟制紧急公文,应当体现紧急的原因,并根据实际需要确定紧急程度。

（5）人名、地名、数字、引文准确。引用公文应当先引标题,后引发文字号;引用外文应当注明中文含义。日期应当写明具体的年、月、日。

（6）结构层次序数,第一层为"一、",第二层为"（一）",第三层为"1.",第四层为"（1）"。

（7）应当使用国家法定计量单位。

（8）文内使用非规范化简称,应当先用全称并注明简称。使用国际组织外文名称或其缩写形式,应当在第一次出现时注明准确的中文译名。

（9）公文中的数字,除成文日期、部分结构层次序数和在词、词组、惯用语、缩略语、具有修辞色彩语句中作为词素的数字必须使用汉字外,其余应当使用阿拉伯数字。

（二）收文办理

收文办理,指对收到公文的办理过程。包括签收、登记、审核、拟办、批办、承办、催办等程序。收到下级机关上报的需要办理的公文,文秘部门应当进行审核。审核的重点是:是否应由本机关办理,是否符合行文规则,内容是否符合国家法律、法规及其他有关规定,涉及其他部门或地区职权的事项是否已协商、会签,文种使用、公文格式是否规范等。经审核,对符合本办法规定的公文,文秘部门应当及时提出拟办意见送负责人批示或者交有关部门办理,需要两个以上部门办理的应当明确主办部门,紧急公文,应当明确办理时限;对不符合本办法规定的公文,经办公厅(室)负责人批准后,可以退回呈报单位并说明理由。承办部门收到交办的公文后应当及时办理,不得延误、推诿。紧急公文应当按时限要求办理,确有困难的,应当及时予以说明。对不属于本单位职权范围或者不宜由本单位办理的,应当及时退回交办的文秘部门并说明理由。收到上级机关下发或交办的公文,由文秘部门提出拟办意见,送负责人批示后办理。公文办理中遇有涉及其他部门职权的事项,主办部门应当主动与有关部门协商。如有分歧,主办部门主要负责人要出面协调,如仍不能取得一致,可以报请上级机关协调或裁定。审批公文时,对有具体请示事项的,主批人应当明确签署意见、姓名和审批日期,其他审批人传阅视为同意;没有请示事项的,传阅表示已阅知。送负责人批示或者交有关部门办理的公文,文秘部门要负责催办。做到:紧急公文跟踪催办、重要公文重点催办、一般公文定期催办。收文办理程序如图 2-12 所示。

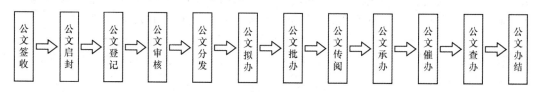

图 2-12 收文办理程序

(三)公文归档

公文办理完毕后,应当根据《中华人民共和国档案法》和其他有关规定,及时整理(立卷)、归档,个人不得保存应当归档的公文。归档范围内的公文,应当根据其相互联系、特征和保存价值等整理(立卷),要保证归档公文的齐全、完整,能正确反映本机关的主要工作情况,便于保管和利用。联合办理的公文,原件由主办机关整理(立卷)、归档,其他机关保存复制件或其他形式的公文副本。本机关负责人兼任其他机关职务,在履行所兼职务职责过程中形成的公文,由其兼职机关整理(立卷)、归档。归档范围内的公文应当确定保管期限,按照有关规定定期向档案部门移交。拟制、修改和签批公文、书写及所用纸张和字迹材料必须符合存档要求。公文归档步骤如图 2-13 所示。

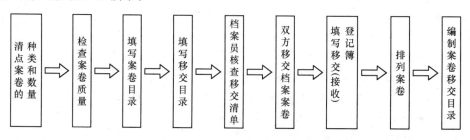

图 2-13 公文归档步骤

（四）公文管理

公文由文秘部门或专职人员统一收发、审核、用印、归档和销毁。文秘部门应当建立健全本机关公文处理的有关制度。上级机关的公文,除绝密级和注明不准翻印的以外,下一级机关经负责人或者办公厅(室)主任批准,可以翻印。翻印时,应当注明翻印的机关、日期、份数和印发范围。公开发布行政机关公文,必须经发文机关批准。经批准公开发布的公文,同发文机关正式印发的公文具有同等效力。公文复印件作为正式公文使用时,应当加盖复印机关证明章。

公文被撤销视作自始不产生效力;公文被废止,视作自废止之日起不产生效力。不具备归档和存查价值的公文,经过鉴别并经办公厅(室)负责人批准,可以销毁。销毁秘密公文应当到指定场所由两人以上监销,保证不丢失、不漏销。其中,销毁绝密公文(含密码电报)应当进行登记。机关合并时,全部公文应当随之合并管理。机关撤销时,需要归档的公文整理(立卷)后按有关规定移交档案部门。工作人员调离工作岗位时,应当将本人暂存、借用的公文按照有关规定移交、清退。

考点: 掌握公文处理程序

小结

公文作为党政机关、社会团体、企事业单位从事管理的书面工具,能起到指导和推动工作、记载和传达机关真实活动情报的作用。从事和参与行政管理的人员都应该学习公文的基础知识。

公文的种类繁多,使用主体、范围、行文方向各有不同,但不同的公文在语言、结构、格式等方面却有共同之处,在学习中要注意领会。

通用公文的格式有严格的国家规范,必须严格执行。公文的质量体现了一个单位的工作作风,关系到工作的效率和质量,影响机关本身工作职能的实现。

自 测 题

一、填空题

1. 行政机关的公文,是行政机关在行政管理过程中形成的具有_____和_____的文书,是依法行政和进行公务活动的重要工具。

2. 公文的法定作者指依法成立并能以自己的名义行使_____和担负_____的机关或组织。

3. 下行文指具有隶属关系的_____机关发给_____机关的公文。

4. 请示适用于向上级机关请求_____、_____。

5. 请示应当_____,一般只写一个_____,需要同时送其他机关的,应当用_____抄送形式,但不得抄送其_____机关。

6. 报告不得夹带_____。

7. 一般不得越级_____和_____。

8. 通报适用于_____、_____,传达重要精神或者情况。

9. 通知适用于_____的公文,转发上级机关和

_____的公文,传达要求下级机关办理和需要有关单位_____或者_____的事项,_____人员。

10. 函适用于_____机关之间_____工作,询问和_____问题;_____和答复审批事项。

11. 批复适用于_____下级机关的_____事项。

12. 会议纪要适用于_____和_____会议情况和议定事项的公文。

13. 公文处理工作是指公文的_____、_____、整理(立卷)归档等一系列相互关联、衔接有序的工作。

14. 公文处理必须做到_____、_____、_____。这是一条最基本原则。

15. 公文处理程序是指公务文书在机关内部运行处理的一系列工作程序,包括_____与_____两大方面。

二、选择题

1. 向上级机关汇报工作,反映情况,答复上级机关询问时用(　　)

    A. 报告　　B. 决定　　C. 总结　　D. 请示

2. 不相隶属机关之间请求批准用(　　)

    A. 请示　　B. 报告　　C. 函　　D. 批复

3. 受双重领导的机关向上级机关行文,应当这样处理(　　)

    A. 写明主送机关和抄送机关

    B. 主送一个上级机关

    C. 报送两个上级机关

    D. 主送并抄送两个上级机关

4. 联合行文的机关应该是(　　)

    A. 两个以上的机关　　B. 两个以上的同级机关

    C. 上下级机关　　　　D. 不相隶属的两个机关

5. 公文标题一般由_____名称(作者)、文件的主题(事由)、文种(文件名称)组成,除法规、规章名称加书名号外,一般不用标点符号(　　)

    A. 发文机关　　　　B. 单位

    C. 机构　　　　　　D. 民间团体

6. 下列成文时间的写法正确的一项是(　　)

    A. 2010 年 5 月 18 日

    B. 二〇一〇年五月十八日

    C. 一〇年五月十八日

    D. 二零一零年伍月拾捌日

三、指出下列文种存在的问题并改写

1.

机关游泳池办证的通知

机关各直属单位:

    机关游泳池定于 6 月 1 日正式开放,6 月 10 日开始办理游泳证。请你们接此通知后,按下列规定,于元月三十日前到机关俱乐部办理游泳手续。

    一、办证对象:仅限你单位干部或职工身体健康者。

    二、办证方法:由你单位统一登记名单、加盖印章到俱乐部办理,交一张免冠照片。

    三、每个游泳证收费伍角。

    四、凭证入池游泳,主动示证,遵守纪律,听从管理人员指挥。不得将此证转让他人使用,违者

没收作废。

    五、家属游泳一律凭家属证,临时购买另票,在规定的开放时间内入池。

××俱乐部
××年××月××日

2.

关于 201×年招生计划的申报

省教育委员会:

    教委(××发〔201×〕××号)文件《关于申报201×招生专业计划的通知》已收到,我们对文件的精神进行了认真学习,大家一致表示要落实教委的意见,积极发展高等职业教育,办好社会所需要的各种新型专业。经我校各院系研究,决定 201×年申报 25 个专业,招收本专科学生共 3000 名。特申报给你们。

    附:招生计划表。

××大学
二〇一×年××月××日

四、根据下面给定材料拟写文书

1. ××大学××系学生张××,无故缺课共达 20 学时,去网吧与朋友聊天、打游戏,导致两门功课在期终考试中不及格。校领导研究决定,给予该生警告处分一次,并在全校予以通报批评。请代该校为此事写一篇通报。可适当补充所需素材。

2. 医院急诊科 24 小时应诊,且就诊人数较多,就诊者中,既有需口服用药的,又有需输液治疗的,还有需留置观察的。因医院夜间不再供应开水,给患者就医带来极大不便,急需购置过滤式饮水机 1 台,想向上级部门请示,要求一次性拨款 500 元予以购买,请你按撰写请示的要求,代急诊科草拟一份请示。

3. 2010 年 11 月,某医院拟在本院开展篮球比赛活动,以此促进本单位职工的体育锻炼,增强他们的身体素质。为此欲向该市××中学借用篮球场两个,时间为 11 月中旬到 12 月底的每周双休日的上午。该院承诺派人打扫卫生,并支付水电费及其他有关费用。请代该院向××中学写一份商洽函。

第3章

医护工作常用事务文书写作

在医护工作中,经常会应用到计划、总结、述职报告、个人简历、调查报告、求职演讲等应用文,这是人类在长期的社会实践活动中形成的一种文体,是医护工作中常用的事务文书,是人们传递信息、处理事务、交流感情的工具,有的还用来作为凭证和依据。随着社会的发展,人们在工作和生活中的交往越来越频繁,事情也越来越复杂,因此事务文书的功能也就越来越多了。

第1节 计划类文书、总结、简报写作技巧及范例评析

××市××医院护理部2011年度工作规划

以《××市第三医院第十二个五年(2010—2015)规划纲要(讨论稿)》为指导,构建打造具有三甲医院特色的护理文化及服务品牌,为医院腾飞作出应有的贡献。

(一)营造绿色、温馨、优美的医疗环境;

(二)加强护理学科建设,提高护理人才的整体水平;

(三)加强护理文化建设;

(四)深入开展优质护理服务活动,提升服务内涵;

(五)加强质量控制,保障护理安全。

问题:1. 本案例选择了合理的计划类别吗?

2. 从计划的格式上来说,本案例结构完整吗?

案例分析:

首先,案例的标题选用类别不对,一般三五年的工作,且具有宏观调控性才叫规划,在这里,作为一年的工作安排,只能叫计划;其次,案例的前言部分大而空,缺乏纲领性;再次,案例列举条框,内容过于简单粗糙;最后,从整体上来说,案例的机构不完整,前言部分应突出计划的重点,结尾部分需要落款和标明计划时间。

一、计划的写作技巧及范例评析

(一)计划的含义、分类、特点及作用

1. 计划的含义及分类 计划是单位或者个人对要开展的工作和一定时期要完成的任务所做安排的文书。在医护工作活动过程中,计划是使用范围很广的公文之一。医院的各级机构对一定时期的工作预先安排时要制订计划,就需要用到它。计划种类繁多,按范围分,有综合计划和专题计划;按内容分,有工作计划、生产计划、学习计划、科研计划等;按区域分,有国家计划、地区计划、部门计划、单位计划等;按时限分,有长远规划、年度计划、月度计划等。不管计划如何分类,计划内容都应包括"做什么"、"如何做"以及"做到何种程度"三大项。

2. 计划性文体种类 按性质分,则有规划、设想、计划、要点、方案、安排等类型。以下从

性质的角度阐述计划性文体的分类情况。

(1) 规划:它一般是带有全局性、长远性和方向性的(一般指三年以上)中长期计划。规划是计划中最宏大的:从时间跨度上来说,都要在三五年甚至更久;从范围上说,是全局性工作或涉及面较广的工作项目;从内容和写法上说,往往是粗线条的概括,如《××医院十年发展规划》、《××省农村合作医疗发展规划》等。规划是对全局或长远工作统筹部署,以便确定方向,激发干劲,鼓舞斗志。相对其他计划类公文而言,规划带有明确的方向性、战略部署性,其内容往往要更具严肃性、科学性和可行性。这就要求写作者在制定规划之前必须进行周密细致地调查和测算,在掌握翔实可靠的资料之基础上,遵循党和国家的发展方针,广泛吸收意见,以科学的、严谨的态度去制订。

(2) 设想:属初步构想的粗线条的非正式计划,具有参考性、理想性与一定的可变性,在时间上大都在 10 年以上。设想是计划中最粗略的,在内容上多是不太成熟的想法;在写法上是概括地、粗线条地勾勒。设想在严肃性、科学性和可行性方面的要求不高,如《××医院××科关于创建节约型科室的设想》。

(3) 计划:狭义的计划,它是广义计划中最适中的一种。制订计划,即根据组织内外部的实际情况,权衡客观的需要和主观的可能,通过科学的预计,提出在未来一定时期内组织所需达到的具体目标以及实现目标的方法。特点是在一年、半年左右或更短的时间范围内的工作或某一重大项目工作。

(4) 要点:是计划性文件的一种。它以简要的文字,反映一个单位在一定时间内工作计划的主要方面和要点,内容十分扼要。所谓要点,就是计划的摘要,即把计划的主要内容摘录,以文件下发的计划大都采用"要点"的方式。

(5) 方案:方案是计划中内容最为复杂的一种。对未来要做的某一重要的专门事项,从总体筹划上所作的最佳选择和安排。由于一些重要的专门事项比较复杂,不作全面部署不足以说明问题,因而方案内容构成,势必要烦琐一些,方案一般包括指导思想、主要目标、工作重点、实施步骤、政策措施、具体要求等项目,如《药品监督管理体制改革方案》。

(6) 安排:安排是计划中最为具体的一种格式,对短时期内的某一具体工作所提出的计划,它是年度、季度工作计划的具体分解。由于其工作比较确切、单一,不作具体安排就不能达到目的,所以其内容要写得详细一些,这样容易使人把握。

3. 计划的特点及其作用　计划是全部管理职能中最基本的一个职能。因为计划工作既包括选定组织和部门的目标,又包括确定实现这些目标的途径。医护主管人员应围绕计划规定的目标,去从事组织工作、人员配备、指导与领导以及控制工作等活动,以达到预定的目标。为使组织中各种活动能够有节奏地进行,必须有严密的统一的计划。从提高组织的工作效率来说,计划工作是十分重要的。

计划具有两个鲜明的特点:一是预想性。计划是在工作和生产活动开展之前所做出的工作部署与生产安排,其内容具有预想性,对形势发展前景的描述带有预测性,对计划目标的实现带有期望性。这种预想性安排是根据国家的方针政策、上级部门的指示精神和本单位或个人的实际情况,经过调查研究和科学论证后作出的,因而这种预想不是主观臆测,而是科学预见;二是权威性。计划不是法定公文,但在本单位内或在计划制订部门管辖的范围内,具有一定的权威性,它是所属单位或者个人必须执行的具体行动纲领。

计划性是人类活动的特点,当然医护工作也需要有一定的计划性。制订计划是医院或者个人有效开展工作的保障和必不可少的条件,因而计划在科学管理和有效指挥医护工作方面具有极其重要的作用。

（1）工作的先导：制订了医护工作的计划，使得相关的医护工作者心中有数，便可对今后的医护工作的开展作出科学的安排，加强针对性与主动性，减少盲目性与被动性，能有条不紊地开展各项医护工作，圆满地完成任务。因此，医护计划是建立正常的医护工作秩序、提高医护工作效率的重要前提。

（2）行动的纲领：医护计划是制订部门或科室决策的具体化和实际化，是所属部门、科室与医护人员开展各项工作得以操作的具体行动纲领。所属部门、科室或个人可以而且应当根据计划，合理的安排和使用人力、物力、财力，有效地、有步骤地开展各项医护工作，实行计划目标。所以说，医护计划是医护工作过程中科学管理的手段和工具。

工作计划范例

××市××医院神经内科2011年度护理工作计划

在2010年里，我科护理工作坚持以"患者为中心"的护理理念，管理形式上追求"以患者需求为服务导向"；在业务上注重知识更新，积极吸纳多学科知识；在护理队伍建设上强调知法、守法、文明规范服务。2011年的工作重心放在加强护士的专业培训，加强护理管理，夯实基础护理，提高服务质量，逐步开展优质护理服务，现将2011年工作计划概括如下：

一、加强护士在职教育，提高护理人员的专业素质

制订详细的各类人员培训计划，落实专科护理知识的学习掌握。每月定期组织护士授课，实行轮流主讲，进行规章制度及神经内科专业培训。如遇特殊疑难情况，可通过请科主任、医生授课等多种形式更新知识和技能。互相学习促进，认真开展护理病例讨论及护理业务查房，并详细记录。随着护理水平与医疗技术发展不平衡的现状，有计划地选送部分护士外出学习康复技能和介入护理知识，提高专科护理水平，优化护理队伍。

二、护理安全是护理管理的重点，安全工作常抓不懈

1. 护理人员的环节监控：对新调入护士以及有思想情绪的护士加强管理，做到重点交待、重点跟班。

2. 患者的环节监控：

3. 时间的环节监控：

……

以上工作作为护理管理中监控的重点，不定期地进行护理安全隐患检查，并从自身及科室的角度进行分析，分析事故发生的原因，吸取深刻的教训，提出防范与改进方案，积极采取措施。争取护理并发症为0，让基础护理合格率、危重患者陪检率、住院患者满意率、健康教育覆盖率、急救物品完好率、护理文件书写合格率及三基考核合格率等均达到100%。

三、转变护理观念，提高护理服务质量

……

四、合理利用科室人力资源，保证患者需求

……

五、加强法律意识，规范护理文件书写

六、加强实习生的管理，保证实习带教高质量

……

以上是2011年神经内科的主要护理工作计划，希望得到医院领导和护理部领导的支持和鼓励，保证护理工作计划的顺利实施。神经内科的全体护理人员也将全力以赴配合护理部的各项工作和医院其他中心工作。

××市××医院神经内科

2011年1月5日

（3）检查的依据：计划既是制订部门、科室组织、指挥所属部门与医护人员开展工作的工具，同时又是检查、督促其开展好各项工作的依据和尺度，有了计划，上级部门可以随时检查所属单位与医护人员的工作进程，牢牢掌握医护工作的主动权，发现新的经验可以及时地推广，发现问题可以及时提出整改意见，将问题解决在萌芽状态。

（二）计划的写作技巧及范例评析

1. 计划通常由标题、正文和落款三部分组成

（1）标题：计划的标题通常由制订计划部门、科室名称、计划的时限、内容和文种组成，如《××医院××科室 2011 年度护理工作计划》。计划只发至本单位的人员，可以省去制订计划单位的名称，如《××科室 2011 年度护理工作计划》。有的也可以省去时限，如《××科室创建节约型科室的计划》。

（2）正文：计划的正文一般写前言、主体、结尾三大层。

1）前言：通常以极简洁的文字说明制定本计划的指导思想和目的要求，作为统领全篇的总纲，有的计划在前言部分还说明制定本计划的依据和背景，以增强本计划的权威性，如《××市 2011 年新型农村合作医疗工作计划》的前言：

"为了认真贯彻落实××省××市有关新型农村合作医疗工作文件精神，经市政府常务会议研究决定，2010 年我市新型农村合作医疗制度工作计划如下："

2）主体：主体部分是计划的核心所在，应该写清楚计划的目标、实施计划的基本步骤、实现计划目标的措施保障这三项基本内容。工作目标即计划时间内所要完成的任务和应当实现的指标。工作目标应当具体说明做什么，做到什么程度，能量化的指标应当尽量量化，如科室护理人员每次考试的合格率、差错率等。工作步骤就是实施计划的时间安排，应当科学合理地安排好时限、计划目标的进程和每一程序的工作任务。措施是实现计划目标的条件，没有有力的措施保障，计划的目标便难以实现。措施一般包括对人力、物力、财力和组织领导的安排，对实施计划的方式、手段的说明，以及检查、评估办法的交代。目标、步骤、措施，是计划必须具备的三个基本要素，是计划主体的内容构成，但在具体行文上，则可根据计划的性质与内容特点灵活安排结构和表现形式，既可以将步骤与措施合并起来写，也可以按照目标、步骤、措施这一顺序安排层次，并用小标题标示层次。综合性工作计划，因工作项目多，还可以按照任务和工作项目分层表述，每一个工作项目的计划里分别阐述其目标、步骤与措施。主体的内容较多，通常采用条款式的写法。

3）结尾：计划的结尾部分通常是对本部门、本科室的相关工作人员提出实施计划的要求和完成计划的希望，也可以不写这部分。

（3）落款：计划的落款处写制订计划的单位或个人以及日期。

2. 计划的写作要求

（1）正确的指导方针与切合实际相结合：任何机关、团体、企事业单位的工作计划，必须与党和国家的方针政策的保持一致，不能照搬照抄，必须从本单位的实际出发，这就要求计划制订者既要了解上级政策要求，又要熟悉本部门的实际情况。只有这样，拟定的计划才能既符合政策，又切合实际。

（2）务实作风与开拓创新精神相结合：任何一个单位或部门的工作计划都需要不断提出新的目标，富有开拓创新精神。与此同时，还要时时考虑它的可行性，从实际出发，分析条件，创造条件，并要留有余地，这样才能做到积极与稳妥相一致。缺乏开拓创新精神，就会打不开局面，也就失去了对基层人员的鼓舞力与吸引力，并会极大地限制优势和遏制积极性的充分

发挥,缺乏可行性。脱离实际的高指标,最后无法实现,形成空论,会给工作带来损失,也严重挫伤工作人员的积极性。

（3）领导意图与群众意见相结合:计划是一个单位的工作部署,写作者既要努力领会并贯彻领导意图,又要虚心听取和采纳基层工作人员的意见。领导对政策和上级机关的指示比较熟悉,对全面情况较为了解,但基层工作人员对基层的情况和实际工作情况比较熟悉,写作者只有听取两方面的意见,集思广益,才能使计划完善。当上下级之间意见不一致时,要协助领导认真分析基层的意见,做到上下结合,充分发挥两方面意见的积极作用。

（4）明确性与灵活性相结合:计划中的目的、任务、措施、办法、步骤以及奖惩规定等,应当具体明确,富于操作性。切忌任务抽象,要求笼统,步骤模糊,责权不明,分工不清,检查无标准,奖惩无依据。但是,在一些具体事情或问题上不可规定得过细过死,束缚工作人员的创造性和工作积极性,而应该在具体实施中给基层单位或实施的工作人员留有活动的余地,让实施者能创造性地执行计划并突破计划,取得更加突出的成果。

规划和计划的差别

一是内容不同,"规划"的内容属全局性的部署,"计划"是实施"规划"的具体方案;二是时间不同,"规划"是较长一个时期的科学展望,"计划"一般是全年或半年的;三是要求不同,"规划"定方案、定规模、富于理想、展望远景,"计划"定指标、定时限、定任务、定措施,富于现实性,具有强烈的约束力与紧迫感;四是"计划"既服从于"规划",又对"规划"起修改、补充和完善的作用。

二、总结的写作技巧及范例评析

案例3-2

关于提升护士业务素质的工作总结

通过分岗位对护理人员进行基础及专科技能培训,护理人员专业素养不断提升。2011年上半年已完成以下培训。

1. 护士规范化培训:24次,培训1003人次。

2. "三基、三严"培训:"三基"理论考试2次,参考人数809人。

3. 护士长培训:6次,培训184人次。

4. 优秀护理人员培训:11次,培训209人次。

5. 护理服务礼仪培训:4次,培训40人次。

6. 鼓励护士的学历教育,目前大专学历护士比例为84%,营造了良好的学习氛围。

7. 举行全院业务学习:6次,参加人次800余人。

8. 全院护理查房:12次。

9. 外派进修3人。

问题: 1. 案例的结构完整吗?

2. 案例作为工作总结存在哪些缺陷?

案例分析:

案例中列举提升护士业务素质工作过程中所采取的种种措施,就事论事,既没有总结出培训工作的经验,也没有从中得出教训,存在着很大的问题。

第一,案例的结构不完整,缺乏结尾部分。总结的最后应该还有对工作总结出的经验和得出的教训,一般情况下还有对将来工作的展望,还要有落款和总结、日期。

第二,总结是为了更好地指导将来的工作,不仅仅是讲做了哪些事,仅限于表功,还要讲在工作过程中所得出的成功的经验和失败的教训。以后如何发扬长处,弥补不足,这才是总结的目的。所谓没有总结就没有提高。而案例中只是简单的罗列所做的事情,没有经验教训的总结,所以从这个角度来说,本篇总结是一篇失败的总结。

（一）总结的定义及分类

总结是对以往的实践活动进行回顾、分析、归纳经验教训,揭示工作规律的文章。没有总结就没有提高,医护工作人员应经常对自己的工作进行总结,总结出经验教训,更好地指导自己将来的工作。

和计划一样,总结也有许多类型。按范围分,有综合总结和专题总结;按内容分,有工作总结、生产总结、学习总结、思想总结等;按区域分,有地区总结、单位总结、部门总结等;按时限分,有年度总结、季度总结、月份总结等;按对象分,有单位总结与个人总结。

综合性总结,又叫全面总结。它是对本地区、本部门、本单位或个人以往一段时间工作开展情况的全面回顾和系统分析,要求回顾工作情况,总结经验教训,提出今后的工作设想等,它涉及面广,容量大。常用于单位年度总结和个人工作总结。

专题性总结,又叫单项总结。它是对以往一段时间内开展的某项工作、某项活动进行专项总结,而且侧重于经验总结,也用于总结一些带倾向性、普遍性的问题。它内容集中,针对性强,往往富有特色。

医护工作过程中,还会经常用到小结、体会、回顾等,都属于总结,只是其内容、范围、着眼点及文字表达形式有所不同。小结的内容较简单,期限较短,范围较窄,也有的是自谦之词;体会侧重于对工作实践的认识;回顾则重在反映过程与做法。

（二）总结的特点及作用

1. 总结的特点　总结具有两个鲜明的特点。一是概括性。即对一段时期的工作进行全面的回顾和综合概括,作出系统的分析与正确的评价。它不只是对以往实践活动进行简单的实施罗列,还不能事无巨细、有闻必录,记流水账。二是理论性。即对以往实践活动进行回顾、检查、分析、研究,得出规律性的认识,而不能停留在对表面现象的陈说、枯燥条文的拼凑、或者公式化地在概念的后面生硬地套上几个例子的论述上。总结是对实践的认识,这种认识必然通过对各种事实和现象的分析上升到理论。只有富于理论性,它才有指导作用。

2. 总结的作用　总结在医护工作实践中具有重要的作用,具体地说有以下几点。

（1）指导作用:总结对以往实践活动的回顾,是为了认识规律,总结经验教训,然后更有效地指导开展将来的实践活动。总结的目的绝不是单纯地记录历史和取得的成绩,而是着眼于未来。人们通过对实践活动的回顾、分析,把感性认识上升到理性认识,便能使正确的获得推广,错误的避免重犯。

（2）通报作用:将总结上报下发,有利于上级机关和本科室、本部门的工作人员了解情况。向上级呈送总结,使上级机关及时掌握基层科室工作情况,可以及时得到上级部门的工作指导。让本部门或科室工作人员及时掌握工作情况,有利于沟通信息,统一认识,更好地开展工作。

（3）资料作用:总结把一个单位或者个人每个阶段所开展的工作情况记录、整理出来,联系起来后,就是对单位工作开展情况和工作人员个人成长经历的全面反映,这是主要的档案资料,它可以为将来制订计划、回顾历史提供参考资料。

（三）总结的写作技巧及范例评析

总结通常由标题、正文、落款三部分组成。

以人为本,德艺双馨守护生命的神圣

——××市××医院×××2010年度工作总结

近年来,在市卫生局的正确领导下,在医院各位领导的精心指导下,本人坚持以科学发展观重要思想为指导,深入贯彻落实党的十七大会议精神,以加强医德医风和能力建设为契机,充分发挥党员的表率作用,认真学习,不断提高为群众服务的水平,取得一定的成绩,得到了医院同仁及患者的一致认可。现将本人有关情况总结如下:

一、强化服务理念,体现以人为本

一直以来,我始终坚持把群众对自己工作的满意度作为自己工作的第一标准,把患者的呼声当作第一信号,把患者的需要当作第一选择,把患者的利益当作第一考虑,扎实开展医疗服务工作。切实将以人为本、以患者为中心、以质量为核心的服务宗旨渗透到医疗服务的各个环节之中,并落到实处。

……

二、提高技术水平,打造医护品牌

高质量、高水平的医疗服务是患者、家属、社会评价医务工作者满意度的重要指标。在工作上,我始终把强化医疗质量、提高专业技术水平、打造过硬技术品牌作为提高群众满意度的一个重要抓手。严格落实了医院各项规章制度,定期自查自纠,找出问题症结,采取有力措施,加以改进提高。尤其注重结合自身的特色专科,打造技术品牌,产生特色效应。为进一步提高医疗技术水平,本人与医院的各位同事建立了密切的技术协作关系,同时,虚心向前来我院会诊、手术、讲学的专家和学者求教,吸收和借鉴他们先进的医学科研成果和重点课题精髓。在交流中学习,在学习中提高,在提高中完善。

三、以德为先,树新形象

我根据树立"正规诊疗、优质服务、求实创新、永攀高峰"的新形象的要求,不断规范自身的言行,振奋自身的蓬勃朝气、昂扬锐气、浩然正气,真正体现白衣天使的崇高风貌。一颗红心中始终嵌入两个"人"字,即:"以人为本"、"以患者为中心",时刻把患者放在心中,奉献一片爱心。注意用语文明、温馨、富有亲情。

……

四、规范医德医风,关爱弱势群体

强化自我教育,是构筑拒腐防变的第一道思想道德防线,也是增强自警、自律意识的重要环节。……通过一系列举措,教育自己及家庭成员要保持清廉、要弘扬正气,教育身边的同事要自重、自省、自警、自律,做廉洁行医的模范。

群众利益无小事,医疗费用偏高是群众反映的一个热点问题,要让群众满意,医生就必须切实解决这一问题。本人在工作职责范围内,采取了一系列的措施,尽量帮助患者减少不必要的医疗费用支出。特别注意关爱弱势群体,坚持使用价廉有效的药品,科学合理诊治,减轻患者负担。

尽管本人在各项工作取得了一定的成绩,但与党和人民的要求仍有不少差距,比如:思想上要求还不够严格;学习上还不够刻苦勤奋;工作中还存在这样或那样的不足。面对新的形势和新的任务,前面将面临更多的更严峻的挑战与考验。今后,我将认真贯彻执行党的方针政策,加强学习,注重个人修养的提升,努力使自己成为人民满意的德技双馨的医疗技术人员,尽职尽责为保障人民的身心健康提供优质服务。

1. 标题　总结的标题写法多样,常见的有直述式、概括式、正副式三种。

(1)直述式:是借鉴公文的标题形式,直接标示总结的单位、时限、内容与文种,如《××医院××科室2010年度护理工作总结》。这类标题写法平实,常用于单位内部传阅,或呈报给上级部门的总结。

（2）概括式：即概括总结的内容，揭示总结的中心，其具体表达方式又有议论式、说明式、设问式等，如《缓解医护关系的关键在于关爱患者》、《关爱患者的几种体现》、《我们该如何关爱患者》。这类标题表达方式多样化，富于特色，多用于公开发表或者会议交流的总结。

（3）正副式：即综合运用直述式和概括式的写法，正标题或解释总结的主旨，或概括总结的内容，副标题交代总结的单位、时限、内容和文种，如《给患者舒适温馨的环境——××医院××科室 2011 年度护理工作总结》。

2. 正文　总结的正文通常写前言、主体与结尾三大层。

（1）前言：通常是用一段简短的文字，概括介绍总结的对象、范围、目的和对工作的基本估价和结论，给人一个整体印象。其具体写法多种多样，常见的有：

1）概括式：即概括叙述工作的基本情况、实践过程和结果，如《关于提升护士业务素质的工作总结》中的前言。

2）比较式：即采用比较方法，将本科室或部门开展这项工作或活动前后的情况进行比较，或将本部门开展的这项工作所取得的效果，与其他条件相当的或类似的单位进行比较，以显示其成绩和总结这项工作的意义，如在写作《××医院××科室 2011 年 9 月护理工作总结》时，前言可写成：

通过不断提升全科室人员的服务意识，与上月相比，患者对本科室工作的满意度由上月的 95％上升至本月的 99％，满意程度得以显著提高。

3）提问式：即开篇提出问题，点明题旨，引起人们的注意，如在写作《××医院××科室 2011 年 9 月护理工作总结》时，前言可写成：

如何才能有效地提高患者对我们护理工作的满意呢？我们该如何实现医患之间和谐的关系呢？这是我们科室本月工作的努力方向。

4）引述式：即引述上级单位、知名人士或群众的话语，说明要总结的那项工作或活动取得成就。同样，在写作《××医院××科室 2011 年 9 月护理工作总结》时，前言可写成：

孙思邈曾经在《大医精诚》里说："凡大医治病，必当安神定志，无欲无求，先发大慈恻隐之心，誓愿普救含灵之苦。"从事医护工作的人，应该想想患者之所想，急患者之所急。

5）议论式：即开篇先对总结的那项工作或活动作简要论述，然后交代总结对象及其他情况。同样，在写作《××医院××科室 2011 年 9 月护理工作总结》时，前言可写成：

医者父母心，作为医护工作人员，应该处处为患者着想，想患者的痛苦，想患者的为难，努力做到将心比心，这样医患关系才能有所改善。

（2）主体：这部分是总结内容的展开，它是总结的核心部分。通常应当展示以下内容：回顾工作过程、陈述工作完成情况、总结工作成绩、归纳工作经验、指出存在的问题、提出改进工作的设想等。具体写法却是多种多样的，应当根据总结对象的特点和写作总结的意图，选择恰当的结构方式。从写作时间看，主体部分最常见的结构方式有四段式、分块式、阶段式三种。

1）四段式：就是依次写工作情况（做法）、工作成绩与经验、存在问题与教训、今后的打算四层内容。这是长期以来人们在总结写作实践中常用的一种结构方式，因此称为"传统程序式结构"。实际上，人们在总结写作实践中也不是完全照搬这样的一个四段式模式，总是有所侧重，或将做法与经验写在一层里，或者将存在的问题与今后的打算写在一层里，形成三段式结构。四段式结构形式呆板，难以出新，但它能全面反映一个单位或人员一段时间的工作情况,且线索明晰,眉目清楚,便于写作和阅读,因而至今仍然是单位及个人写作总结常用的结构方式。

2)分块式:就是将总结的内容加以综合归纳,或从做法着眼,或从经验着眼,或从问题着眼,划分成若干个既相对独立又彼此联系的部分,形成并列式结构。各个部分或标明序码词,或冠以小标题,各部分里分析介绍做法、经验与问题等。利用这种结构方式,容易做到意旨明确、重点突出、笔墨集中,分析深入,最适合于专题性经验总结。

3)阶段式:就是根据工作或活动开展过程中呈现出来的阶段性特征,将工作或活动按阶段进行总结回顾的结构方式,其层次展开的次序即工作或活动开展的先后次序,形成以时间推移为序的纵式结构。这种结构可以清晰地反映出工作或活动开展的过程,以及各阶段的做法与收效,线索清楚,层次分明,也是专题总结单项工作或活动常用的一种结构形式。

（3）结尾:通常为全文内容的总括,三言两语,收束全文。倘若主体部分表述完整,无需再归纳,也可以不写结尾部分。

3. 落款　落款处写总结的单位名称或个人姓名及日期。公开发表或者作为会议交流材料的总结,署名写在标题下面,落款处就不再写名字了。

（四）总结的写作要求

1. 实事求是,尊重事实　总结是一个单位或者个人对自己进行的工作的回顾,应该以客观事实为基础,坚持实事求是的原则,如实反映自己的工作情况、工作成绩或存在的问题。只有如此,总结才能起到提高认识,改进工作的作用。要做到总结内容的真实可信,从主观的角度上讲,写作者要敢于面对现实,既不夸大成绩,也不回避缺陷,勇于摒弃家丑不外扬的虚荣心;从认识的角度上说,切忌以偏概全,应当做到全面地看问题,准确地把握事物的本质特征,形成正确的认识。

2. 追求个性,突出特色　作为反映单位或个人工作情况的总结,应该以反映出一个单位或者个人工作与活动的固有的个性特征为原则。总结年年写,却不能年年都是老一套,流于形式。只有富于个性化的经验,才具有普遍意义,只有富于特色的工作做法,才能给人以新的启发。因此,总结的写作者在回顾本单位或者本人的工作时,要善于对工作情况与事实材料进行深入的分析,从看似平常的工作中发现富于特色的办法与措施,从纷繁芜杂而又丰富多彩的材料中挖掘出新经验。如果一次总结能够提出一两点发人深省的问题,或者归纳出一两条给人启示的新鲜经验,即不失为一篇好的总结。

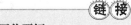

总结写作要领

①找出规律,突出重点。②"功夫下在平时",写"总结"最根本的一条是平时注重丰富地占有材料。③"磨刀不误砍柴工",要在占有材料后分析研究,将零散感性的材料归纳、分析,上升到系统、理性的高度,明确结论确立观点后再下笔写作,要"七分想,三分写"。

3. 注重分析,揭示规律　人们之所以要回顾和总结以往的工作,是为了通过总结认识工作规律,懂得某项工作应当怎样做,不应当怎样做,从而遵循规律,更自觉、更有效地开展今后的工作,因此,我们把揭示规律性的东西看作写作总结的关键。总结既然是对以往工作的回顾,就要陈述所做的工作,不能一味地罗列现象,堆砌材料,不能停留在一般性的摆情况、记流水账上,而应当深入分析已做过的各项工作,阐述如何做才对,如何做行不通的道理,这样,才能把总结从感性认识上升到理性认识。以医护工作总结为例,一篇医护工作总结要揭示出医护工作的规律,首先必须回答和解决医疗行业或者本医院工作中的关键问题,抓住医护

链 接

总结写作常见问题

1. 写成"流水账"。只摆工作过程,总结不出具有规律性的经验教训。

2. 只讲好,不讲坏,歌功颂德有余,揭露问题不足。

3. 把支流当成主流,把现象当成本质。

4. 结构不连贯,不协调,甚至前后矛盾。

工作中的关键环节和关键问题,就抓住了医护工作的规律。其次是透过现象看本质,医护工作者在工作实践中采取某一做法取得了成效便形成了经验,但是经验不等同于规律。由事实概括出来的经验,还要有事实进行不断地验证,只有当经验逐渐积累,可以进行高层次的概括时,才算揭示了规律,才能形成理论。总结的写作,不能就事论事,不要停留在一般做法与经验的介绍下,要通过深入的分析,总结出能揭示客观事物的本质特征与内在规律,以便更好地指导将来的工作。

三、简报的写作技巧及评析

案例3-3

医院简报

抗震救灾献爱心

震惊世界的"5·12"汶川大地震,牵动着我院医务人员的心。我院党委向全院职工发出倡议书,号召广大职工向灾区捐款。据统计,地震发生以来,我院400多名职工已进行了四次爱心捐款,共计向灾区捐款85 899元。

一封感谢信 道出医患情

××月××日,内一科住进一位80岁的老人××,来院时突发脑梗死,半身麻木。仅两个疗程后,老人奇迹般地走出了病房。医生护士精湛医术和高尚医德给她和家人留下了极其深刻的印象。

在老太太出院之际,特地写了一封感谢信对科室医生和护士表示感谢。

问题:1. 本案例格式正确吗?

2. 案例内容如何?

案例分析:

案例的内容典型,语言精练,主题突出。不足的地方就是格式有欠缺,案例的报头不完整,报尾完全没有。期号下一行,左侧为编印单位名称,右侧为编印日期。报头安排在简报首页上方,报头与文章之间用一横线隔开。文章之后是报尾,报尾注明本期简报的报送单位,对上级单位用"报",对有关主管部门或兄弟单位用"送",各占一行,用横线分开,报尾置于简报末页底部。

(一)简报的定义、特点、作用及分类

1. **简报的定义** 简报是机关、团体、企事业单位内部用以沟通信息,简短而带有新闻性的事务文书。

2. **简报的特点** 简报以它鲜明的特征区别于其他事务文书。首先它具有专业性,简报是内部报道,其内容限于本部门、本行业、本单位的情况或问题及业务范围内的工作或情况。比如,一个医院的简报,它反映的内容总是本医院的具有新闻性的活动、取得的成绩、科研情况等,一般不会去报道其他行业内的情况;其次是简要性,简报是信息的简要报道,应求简求精,具体表现在内容求简要、文字求简洁,篇幅求简短;第三是及时性,简报是带有新闻性的事务文书,要求编写人员及时掌握信息,迅速撰拟成文,迅速编印发出,采编求快,讲究时效。倘若拖延时日,信息的价值就将骤减,简报就无法发挥其应有的作用。

3. **简报的作用** 简报在医护管理工作中发挥着重要的作用。首先是沟通作用,简报可以使医院的上级管理机构掌握基层的基本情况,可以使医院的一线工作人员了解国家的方针政策和医

护行业工作,以及本医院的工作情况;还可以使兄弟单位之间互通情报,相互启发,相互促进工作;其次是指导作用,简报向下级单位和一线工作者传达上级的指示,传达上级或本机关重要会议精神,传达本系统兄弟单位的新成就、新经验,对下级单位或人员的工作具有指导作用和启发作用;第三是宣传作用,简报及时报道本单位工作中取得的新成就、新经验,将简报呈报上级机关、有关的主管部门、兄弟单位和广大基层单位,可以起到宣传本单位,树立组织良好形象的作用。

4. 简报的分类　简报种类繁多,按时间分,有长期简报和临时简报两大类;按内容分,则有医卫简报、科技简报、教育简报等。通常将内容与性质结合起来作为分类标准,将简报分为日常工作简报、中心工作简报和会议简报三类。

(1)日常工作简报:本机关或本单位编印的长期性刊物,用以反映本单位、本行业的工作情况、工作成绩、新鲜经验及其他情况,这是简报的基本形式。例如,各医院编印的情况简报与工作通讯等。

(2)中心工作简报:为配合中心工作的开展而编印的临时性刊物,用以报道该项工作的开展情况,及时推广工作经验,或者分析工作中遇到的困难并提出建议与措施,以促进工作的顺利进行,如《新农村合作医疗工作简报》等。

(3)会议简报:在一些规模较大、内容较多、会期较长的会议召开期间,由大会秘书处编印的用以反映会议动态、交流讨论情况、沟通有关信息的临时性刊物。它重在反映会议情况,完全服从会议需要,如《省医疗卫生改革大会简报》。

(二)简报的写作及案例分析

简报有两种含义:一种是指刊物;另一种是这种刊物上刊登的文章。

作为刊物,简报的内容与结构包括报头、文章与报尾。报头包括简报名称、简报、编印单位与编印日期。简报名称通常由单位简称或业务工作内容的简称与文种组成,如"人医简报"、"农合动态"等。报名标在第一行,报名下行标明期号。日常工作简报编号从年初编到年终,不跨年度。中心工作简报与会议简报的编号则从工作开始、会议开幕到工作或会议结束。期号下一行,左侧为编印单位名称,右侧为编印日期。报头安排在简报首页上方,报头与文章之间用一横线隔开。文章之后是报尾。报尾注明本期简报的报送单位。对上级单位用"报",对有关主管部门或兄弟单位用"送",各占一行,用横线分开,报尾置于简报末页底部。例如:

××医院创先争优活动简报

(第 17 期)

××医院办公室编　　　　　　　　　　　　　　　2000 年 3 月 10 日

××医院"四严格"解决"看病贵"

××医院紧紧围绕"群众得实惠,医院得发展,政府得民心"的创争目标,采取四种措施,解决"看病贵"的问题。

一是严格基本药物制度。……

二是严格药品招标程序。……

三是严格工作程序规范。……

四是严格单病种限价制。……凡因医疗质量问题造成实际费用超过收费标准的,所超费用一律由医院承担。

报:市卫生局创先争优活动办公室

送:××副局长

作为简报这种刊物上刊登的文章,它的结构与内容包括标题与正文两部分。

1. 标题　简报的标题是全文主要信息的反映,或者概括文章的基本事实,或者揭示文章的中心思想。概括全文基本事实的标题,习惯称为"实题",揭示文章中心思想的叫"虚题"。简报的标题最好用实题,或者虚实结合,应慎用虚题。至于常用的表达方式有概括式、提问式、主辅式等。

(1)概括式:就是用精练的语言概括出简报的基本事实,显得精当具体。例如:

××医院"四严格"解决"看病贵"

(2)提问式:就是采用问号以引起读者的注意,标题常常虚实结合,既显示了基本事实,又包含了作者的态度与倾向。例如:

医院靠啥解决"看病贵"?

(3)主辅式:这种题目是借用新闻标题的方式,或引题加主题,或主题加副题。引主式一般是引题主虚,表明观点,或阐述原因;主题主实,概括基本事实。主副式一般为主题主虚,写得生动、吸引人;副题主实,解释、印证或补充说明主题。例如:

为了人民的健康 为了人民的幸福	(引题)
——××医院"四严格"解决"看病贵"	(主题)
白衣天使春风化雨	(主题)
——××医院解决"看病难""看病贵"措施渐见成效	(副题)

2. 正文　简报正文通常包括前言、主体、结尾三部分。

(1)前言:前言写全文的核心事实或最重要的事实,要求写得简洁而新颖,定下全文的基调,抓住读者。常见的写法有叙述式、描写式、问答式、结论式。

1)叙述式:是指以精练的文字,概括出简报中最重要的事实。

2)描写式:是指用白描手法写出简报的核心事实或者重要事实,以具体可感的场景吸引读者。

3)问答式:把简报反映的主要问题用设问的形式提出来,以引起读者的思考。

4)结论式:先将结论用两句话在开头点出来,然后在主体部分再作必要的解释和说明。

(2)主体:这部分是对前言中所提及的事实的具体陈说,它紧接前言,或对前言概括的事实进行具体叙说,或回答前言提出的问题,或补充有关内容。常用的写法有:

1)主次式:就是按照事实重要性递减的顺序安排材料,把重要的事实写在前面,把次要的事实写在后面。

2)并列式:就是从多角度多侧面分述具体事实,使前言部分概括的事实具体形象化,给读者以清晰的印象。

3)点面式:就是将典型事例与概括的事实结合起来叙述,使简报事实的报道既有广度,又有深度。

4)时序式:就是按照事件发生发展的时间先后顺序来陈说事实。这种结构方式的特点是便于介绍事情的来龙去脉,能清晰地显示事物发展的过程,但要注意处理内容铺陈的详略和行文的缓急,避免平铺直叙和记流水账而导致毫无重点可言。

(3)结尾:结尾应当收住全文,简洁有力。其写法:或点题以呼应前文,或总括以收束全文,或提问以发人深省,或议论以给人启迪,或补充以充实内容,或预测以展示未来。倘若主体部分已将简报的事实叙述清楚,也可以不写结尾。

(三)简报的写作要求

1. 抓准问题　简报是一个机关或者单位用以传递信息、指导工作的工具,为了发挥简报的这一功能,简报文章应该紧跟形势,贴近工作,及时而又准确地抓住现实生活和实际工作中出现的带倾向性、具有普遍意义的新情况、新问题、新经验予以报道。尤其要抓住那些足以影响本部门、本行业、本单位工作的重大问题、关键问题和群众最为关注的问题予以报道和阐述。简报文章的内容富于针对性,应能切实回答和解决实际工作的重要问题。

2. 突出事实　简报不是法定公文,不具备法定公文的约束力,因此作者不能在简报里大发议论,指示工作。简报的基本功能是传递信息、报道事实,写作者提供给读者的主要是事实,而不是说理。因此,撰写简报文章要注意题材的事实性,要让事实本身的力量去吸引人、征服人。当然,我们强调简报描写事实,并不排斥简报显示作者的观点与倾向,并不否认简报的宣传引导功能。恰恰相反,我们要求写作者在简报里表现出自己正确的观点与积极的思想倾向,使简报更好地发挥出启发思维、推动工作的作用。要用事实说话,又要显示作者的观点,解决这一矛盾的有效办法是寓观点于事实之中,让事实本身来显示观点,隐含立场,流露倾向,通过对材料的取舍,详略处理和事实比较等技巧来表示写作者的立场观点与思想倾向。另外,简报突出事实并不排除必要地议论。对那些倾向鲜明、意义明显的事实,没有必要再做议论;而对意义不明显、或有多向性的事实,则有必要进行适当的议论以点明意义。

3. 精简文字　简报的基本特征之一就是"简",就是要用尽量少的文字把事实叙写清楚,把信息传递出去。这就要求在撰写简报时,尽量用简单精练的语言把意思表达清楚。行文开门见山,不绕圈子,不说套话,尽可能删掉可有可无、与文章关系不大的话语。

要做到文字精简,写作者必须要善于抓住事实的核心,下笔直奔主题。要善于选材,要精选典型材料,还要善于选择角度等。

> **链接**
>
> **写好简报要把握四个字**
>
> 一是"真"。真实是简报的生命。不仅事实存在,而且细节也要准确无误。二是"短"。短小是简报力量的表现。三是"快"。快是简报质量的体现。四是"活"。生动活泼,阅者爱看,能够获得深刻印象。

第2节　述职报告写作技巧及案例评析

案例3-4

> **述职报告**
>
> 回首一年,在各位领导和同事的指导关怀下,我在思想、工作、学习上又有了一定的进步,现汇报如下:
>
> 一、牢固树立为人民服务的思想,急患者之所急,想患者之所想。
>
> 二、努力钻研业务,不断提高自己的技术水平。
>
> 面对新知识,新技术不断地涌现,我制订学习计划,每周花一定时间了解最新的医学动态。积极参加院科组织的学术讲座和疑难病历讨论,及时将所学知识应用到临床,努力使自己在科技日新月异的今天不致落伍。
>
> 三、严格按规章制度办事,处处以"法"来约束自己。
>
> 多年以来,我严格按照院科两级的各种规章制度办事,处处以卫生法规来规范自己的医疗活动。
>
> 回首全年,面对患者的赞许、同事的夸奖和领导的认可,我觉得所有的付出都值。
>
> **问题:**这则述职报告格式、内容等存在哪些问题?

案例分析：

首先，该案例格式不完整：标题里缺乏述职期限，而且没有署名，且没对自己的表现作判定"称职"或者"不称职"；其次，案例中，述职人谈自己的成绩，突出了自己的能力，但没有谈到自己的存在的缺陷和不足，有表功之嫌。述职报告除了叙述自己的成绩，还要发现自己的不足，以利于将来的工作。

述职报告是随时代发展而产生的一种崭新的事务性公文文体。随着人事管理改革和干部科学管理的实际需要，为了考核述职人（代表单位、部门领导集体或领导者个人）在一个阶段履行职责的情况和是否称职，因而产生了述职报告。

一、述职报告的含义、类别、作用及特点

（一）含义

述职报告就是述职人向上级机关和本单位群众汇报单位、部门领导集体或个人一个阶段履行职责的情况并回答称职与否的报告。

（二）类别

述职报告根据分类标准的不同有多种类别。从时间角度上分，有任期述职报告、年度述职报告、临时述职报告；从使用范围角度上分，有个人述职报告、集体述职报告；从内容上分，有专题述职报告、综合述职报告。

（三）作用

述职报告是各级机关、企事业领导和人事管理部门考察干部或员工的重要方式之一。它的主要作用有三：其一，有利于述职人总结经验吸取教训，明确职责，改进工作；其二，有利于上级考核述职人，可为上级领导和人事管理部门考核述职人提供科学依据；其三，有利于本单位群众了解领导集体或述职人履行职责的情况，增强管理透明度，便于群众监督。

（四）特点

要撰写好述职报告，首先要掌握好述职报告自身的特点：

1. 限定性　首先，是选材限定。述职报告不像文学作品的题材那样由作者自由选择，必须在述职人职责范围内选择。述职报告无论是汇报政绩、说明不足，还是简述阶段工作目标，概述今后工作打算，所用的材料都被限定在述职人的职责范围内，不管述职人有无兴趣，都不能游离职责而自由选取；其次，是作者限定，即述职报告的作者，一般仅限定于代表单位、部门领导集体或述职者个人；第三，是报告时间被限定。述职报告一般要在一定范围的会议上述说汇报，时间要求比较强，包括述职的时刻点和述职时间的长短。

2. 严肃性　述职报告场合的庄重性，上级领导的重视性，单位干部职工的监督性，决定了述职报告具有极强的严肃性，述职人必须严肃对待。首先，述职态度要严肃，坚持实事求是的原则。好则说好，坏则说坏；讲准成绩，指明缺点；不夸大，不缩小，求是核实。其次，是分析问题要辩证，注意把握分寸。准确把握述职人应占的分量，正确估计述职人所起的作用，不能把不属于的成绩都说成自己的成绩；对不足，也要分清哪些是个人的责任，哪些是集体的职责，哪些是主观努力不够造成的，哪些是客观条件影响造成的，不能统统划在自己身上。总之，对成绩和问题分析要辩证，要讲清自己在其中"扮演"的角色和所起的作用。既不能争功诿过，掠人之美；又不能让功揽过，让美于人，一切都要恰如其分，准确无误。第三，是述职报告中所涉及的时间、地点、数字、事例等，也都必须真实可靠。

3. 鉴定性　述职报告要当着考核人的面,向本单位员工一字不增不减地宣读,经本单位员工分组讨论,辨别是否正确、客观后,进行民主评议,再上交主管部门,让上级了解述职人的情况,并作为对述职人考核的重要依据之一,所以,带有鉴定性。

4. 简朴性　简就是简约、精当、扼要,述职报告用最简约的语言、最精当的材料、最扼要的概括,充分地说明阶段工作情况。朴是朴实自然,述职报告要使领导、群众和述职人本人三方面满意,必须用明确的观点、恰如其分的语言,不加粉饰地表述事实,形成朴实自然的特点,达到"天然去雕饰,清水出芙蓉"的效果。

二、述职报告的写作格式

述职报告一般包括四个部分,即:标题、署名、正文、写作日期。

（一）标题

述职报告一般以一年为期限,有时也以半年为期限。其标题一般由述职的期限和文种两部分组成,如《2010 年度述职报告》、《2010 年下半年述职报告》;也有的省略期限,只写《述职报告》或《我的述职报告》。标题应空一行或两行居中写。

（二）署名

在标题下空一行居中署名。署名要求写单位全称;若属个人述职报告,应写全单位名称、职务和姓名。

（三）正文

署名后空两行或三行开始写文。正文一般分以下五部分。

1. 写清岗位职责和年度工作目标　这部分是述职的基础。否则,述职就失去了根基,就会下笔千言离题万里,使人感到突兀。这部分在述职报告中处于重要地位,写作这一部分要提纲挈领,高度概括。

2. 汇报述职人的成绩　这一部分内容要根据职责范围和年度工作目标,阐述如何履行职责和完成年度工作目标的情况,选取在述职时限内的主要工作,较细致地将其工作过程和所取得的成果表述出来。撰写这部分内容,总的要求是:准确清楚、具体实在、有理有序、轻重分明、详略得当;特别是对一些棘手事情的处理思路,对一些大家关注问题的认识和处理结果,更要表述清楚。本部分常见的写法有:

(1) 分类式:即把阶段工作成绩按性质不同分类叙述,如把阶段工作成绩分为决策类、指导类、参谋类、组织类、协调类或获奖类,然后逐类叙述成绩。这一方法常用于领导干部的述职中。

(2) 条款式:即对职责范围内容和年度工作目标,逐条对照汇报工作实绩。

(3) 重点式:即根据述职人的职责范围和年度工作目标,选取最主要、最突出的几件事为重点,详细汇报,其他的可以简笔带过。

(4) 顺时式:即按阶段工作的时间顺序来表述工作情况。它适合中心工作随季节变化而变化的单位。

3. 不足之处和今后打算　简明扼要地指出不足之处、汇报今后工作打算。不足之处要对照职责范围和年度工作目标找准,行文要扼要,做到有观点,有实例,详略得当,说明问题。今后打算要紧扣不足之处提出改进意见,做到有预见性,切合实际,并运用已有经验和规律,发扬成绩,纠正缺陷。

4. 体会　这是述职报告的结尾部分,这部分是剖析在履行职责过程中成功的经验和失败的教训,这是正文内容又一个重点。这一部分内容是在履行职责情况、完成年度工作目标的成绩或失误中进行深层次思考和分析的基础上得出的理性认识。这部分内容最能体现述职者的认识水平和综合、思辨能力,写作时要注意体会上头的政策,体察下面的实际,认真运用马列主义、毛泽东思想的观点、立场、方法,精心构思,深刻独到,不落俗套。

5. 回答称职与否问题　这既是述职的出发点,又是述职的归宿点,也是前几部分的总归结。它是前几部分顺理成章的结论,而不能成为游离于前几部分之外的自我表白。这部分内容,应从思想道德素养、政治理论素质、开拓进取精神、政策法律水平、处事决断能力、综合分析能力、上下左右协调能力、思想方法和工作方法等方面,对述职人自己或单位进行整体性评价,最终回答称职与否的问题。有许多述职报告,特别是代表单位、部门领导集体的述职报告,省略这部分。但按述职报告的规范写作要求,这一部分不应省略,特别是述职人个人的述职报告更应注明称职与否。

(四)写作日期

写作日期署在述职报告最后一页右下角。应注意:写作日期要写全年、月、日,不能简化。因为它是考察述职人的重要依据之一,是要归档保存的。

三、述职报告的写作要求

(一)突出能力

让述职人述职的目的,不是给述职人评功摆好,主要是促使述职人对职责清不清、责任明不明、方法灵不灵、能力强不强,进行一番反思与剖析,得出称不称职的结论,从而激发开拓进取、积极向上的精神。所以,述职的重点在于证明履行职责能力的强弱。阐明个人思想,展示履行职责过程,表述任职实绩,解释处理棘手问题和总结经验、剖析工作失误等,都应服从证明能力的强弱。如何把履行职责的成绩和能力准确地表述出来,给予领导和群众以鲜明的印象和强烈的逻辑感染力,这是述职者应该重点把握的问题。

(二)实事求是

述职要讲真话、讲实话、讲心里话,切忌假、大、空,无论称职与否都要与事实相符。要正确处理个人与集体、主观与客观的关系,无论功过是非,都应分清哪些是个人的责任,哪些是集体的责任,哪些是主观努力的结果,哪些是客观条件影响的结果,对集体领导相互协作取得的成绩和出现的失误,要讲清自己在其中"扮演"的角色和起的作用。

(三)情理相融

述职要有诚意,要将自己的真实情感融于叙事说理的全过程。说理是为了叙事,叙事是为了说理,但无论叙事说理都不能离开履行职责的实际情况。只有推心置腹,毫无隐讳地将自己的真实思想公之于众,才能沟通述职者与大家之间的感情,加深彼此间的理解和信任。为此,述职者在述职之前,必须认真地听取大家的意见,弄清自己有哪些缺陷和不足,这既能帮助述职者全面反思,又能有的放矢解答问题。对大家意见比较大的事情尤其不能遮遮掩掩、含糊其辞、搪塞应付,要如实向大家汇报。

(四)要注意把握分寸

首先,要防止干事不够、话语拼凑;其次,要正确估计自己在工作中的作用;最后,措辞要有分寸。

链　接

公文运用逻辑方面的病误

①概念不准确。例如一份简报的标题是《皇家酒店在整顿中,解决"漏水"问题立见成效》,"漏水"概念令人费解。②并列概念重复交叉。例如"在春节期间,要努力搞好水运、海运、空运、陆运、铁路运输……"③判断违背逻辑。如"××市销毁了价值 40 万元的假烟",假烟有何价值?应将"价值"改为"卖价为"或以假烟的箱数来表达。④违反同一律。指公文格式中的同一项目或相关项目之间缺乏同一性,或者中心思想和具体思想缺乏同一性。或者标题与正文内容缺乏同一性,或者使用概念、运用判断缺乏同一性。⑤违反矛盾律。如"这家工厂用了两年多的时间,才建成这条生产线。"

第 3 节　求职信、简历写作技巧及范例评析

案例 3-5

大学生安妮是一名刚刚走出校门的护理专业学生,看到××医院关于招聘护士的招聘启事后,经过多方面收集就业信息进行比较,确定了自己的求职目标和对象,对今后的工作岗位的具体情况也有了一定理性的认识。

问题:现在她需要制定一套完整的应聘资料。请问怎么做?

案例分析:

①安妮需要分析应聘要求,找出自己能够胜任的优势;②采用商用信函的格式制作求职信;③用电子文本制作个人简历,包括个人资料。

一、求　职　信

求职信是一种介绍自我、推荐自我的信件,它通过表述求职意向和自身能力的概述,引起对方对求职人的重视和兴趣。一封好的求职信可以向阅读者说明求职者的才干和整体面貌。一般来说,打开自荐材料,首先看到的是求职信。正是有了求职信,阅读者才会对求职者的简历上所写的经历和业绩感兴趣。所以求职信无论在形式上还是内容上都必须给阅读者留下好印象。

(一)求职信的格式

求职信是寄给求职单位的,意义重大,因此,它既和书信有相同之处,又有不同之处。一般来说,求职信是属于书信范畴,所以其基本格式应当符合书信的一般要求。主要包括称呼、正文、结尾、署名、日期、附件六个方面的内容。

1. **称呼**　求职信的称呼往往比一般书信的称呼正规一些,在实际书写时要区别对待。如给医院的人事领导,用"尊敬的××处长(科长)"等称呼;有些求职信也可以不写姓名。如"尊敬的负责同志"、"尊敬的领导"等。

2. **正文**　这是求职信的中心部分,其形式多种多样,一般要说明求职信的来源、应聘岗位、本人的基本情况、工作或学习成绩等。

3. **结尾**　一般应写明希望对方给予答复,并盼望能有机会参加面试及简短的表示敬意、祝愿之类的祝词。如"顺利安康"、"深表谢意"、等,也可以用"此致、敬礼"之类的通用词。

4. **署名**　应注意与信首的称呼相一致,一般都在署名前加上一些"您诚恳的××"之类的词语,还可以什么都不写,直接签上自己的姓名。

5.日期　一般写在署名右下方,最好用阿拉伯数字,并写上年、月、日。

6.附件　求职信一般都要求同时寄出一些有效证件,如外语等级证书、计算机等级证书、获奖证书的复印件以及简历、近期照片等。最好有附件目录,这样既方便招聘单位的审核,同时也给对方留下一个"有条不紊、很负责任、办事周到"的好印象。

(二)求职信的内容

求职信的内容主要包括以下几个方面:

(1)说明本人基本情况和求职信息的来源。

(2)说明应聘岗位和能胜任本岗位工作的各种能力。

(3)介绍自己的潜力。

(4)表示自己希望得到答复面试的机会。

求职信开始之前,首先要用问候语。如"您好!"。如果知道信件最终将送到谁的手里,信的开头可直接尊称,视对方的身份而定。如"尊敬的×××先生"。

在第一段里,可以简单地叙述一下写求职信的理由,可以扼要说明一下求职人是怎样知道招聘信息的,何时注意到该医院或公司,如果医院或公司中有人为你推荐过职位,可将此事写入求职信中,但千万不要给人以自我炫耀的印象,例如:

×× 医院人事处处长 ×× 先生:

您好!

从人才招聘信息网中获悉,贵医院需要招聘一批护理工作人员,为此,我特向你们递上求职信,希望得到这一职位。

第二自然段,应阐明求职者对单位或职位感兴趣的原因,以及求职者有价值的背景情况和满足招聘要求的能力。这一段落是核心部分,通常用一段或两段来写。这些内容要有说服力,说明怎样适合这个职位,更重要的是需要表明"你能给医院或公司什么,如果医院或公司录用你,你能为医院或公司作出什么贡献"。这部分的写作与个人简历是相辅相成的,要说明你的个人能力,但又不能把简历内容全部写进去,只选最能代表自己的长处、技能和业绩的项目写进去,同时注意不要单纯写自己的长处和技能,而且要着重说明这些长处和技能将给医院或公司带来什么益处,例如:

"我刻苦努力,有较强的组织协调能力,并善于与各种各样的人打交道,性情温和,心地善良,几年的学生干部的经历培养了我的奉献精神,为我将来在护理工作岗位上满怀爱心、竭诚为患者服务奠定了良好的基础。"

结束时,通常是标准式的,不能一味的奉迎,但可以写得灵活一点,如"致以友好的问候",也可以直接采用"此致、敬礼!",最后的书名要亲自签名,还要写上日期。"附件"不能遗落,在求职信的左下角写上"附件",并注明申请人的材料名称。

求职信范例及评析

尊敬的领导:

　　您好!

　　我是××医专今年即将毕业的护理系学生××。从××人才招聘信息网上获悉贵院招聘护理人才。作为一名本地籍的学子能回到家乡,为家乡人民的健康贡献自己的力量,我感到由衷的高兴。

　　我的性格活泼开朗,爱笑。我善于交际,能很好地与人相处。我想这一点对于从事护理这一职业来说是很重要的。经过两年的在校学习和一年的临床实习,我已经很好的掌握临床基本技能和相关知识,我的学科考试成绩平均 93 分。对于自己成为一位合格的护理工作者已十分有信心。在校期间我除了学习专业知识以外,还报名学习了推拿按摩和无痛保健刮痧,并获得了相关证书。

希望贵医院能够接纳我,给我一个机会,一个为家乡人民奉献微薄之力的机会。

此致

敬礼

评析:本求职信第一段,既告诉对方自己如何得知招聘信息,同时表达了自己的热诚,很容易取得招聘者的好感。第二段,把自己最大的优点呈现出来,既然是校园招聘,最有利的证据就是自己的学分,而且是比别的同学都高的学分。

签名:××

××年××月××日

(三)求职信的写作技巧

1. **态度诚恳,摆正位置**　写求职信,首先要写医院或公司要我来干什么?换而言之,不应该写自己需要什么,获得该职位会给自己带来什么好处,而应该写自己能为医院或公司做些什么,有了这样的态度,才能摆正位置。另外在写求职信时,要诚恳礼貌,切忌自吹自擂,炫耀浮夸;虚弱怯懦,缺乏自信也不可取。

2. **言简意赅,整体美观**　求职信的文字要求整洁美观,容易引起用人单位对求职者的好感;相反如果字迹潦草,龙飞凤舞,则会给用人单位留下不好的印象。尽管现在倾向于计算机办公,用计算机打印求职信,但如果能写一手很好的毛笔字或钢笔字,而且工工整整地书写,这样能给人以亲切之感,同时也是向用人单位展示自己的特长。无论是手写还是打印,都应注意言简意赅。

写求职信一般以 A4 型的纸为适宜。页面不超过一页,如果确实有内容可写,也不宜超过两页。当然,求职信也不能太短,太短则显得缺乏诚意,无法说清问题,当然也难以引起注意;太长不但浪费了阅读者的时间,而且会因为词句冗长,让人抓不住重点,引起阅读者的反感。所以,在写求职信时要反复推敲:意思是否清楚,用词是否准确得当,内容是否精练完美等。

3. **富于个性,有的放矢**　求职信的重要目的是力求吸引对方,引起兴趣。求职者在开头应尽量避免许多客套话、空话,通常以一句简朴的"您好",直接切入主题。如"从××人才招聘信息网得到贵单位招聘人才信息",这样能使单位主管感到广告费没白花,无形中增加了好感。要不就用一两句富有新意的话吸引阅读者:比如一位在外地求学的毕业生给家乡所在单位写求职信时用"请接受一位家乡籍在外求学的学子对您的问候!"一下子就拉近了与用人单位的距离。求职信的核心部分是自己胜任工作的条件,但也并非多多益善,而是要有针对性,要有的放矢。所以在动笔之前要着眼于现实,对应聘单位作比较充分的了解,用事实和成绩恰如其分、有针对性地介绍和突出自己的特长。求职信要与应聘单位的要求尽量相对应,要根据相应的工作突出自己相应的能力,如果应聘的是管理类工作,求职者可以突出自己的实践活动能力,突出组织、协调能力和自信心等。这样才投其所好,察其所需,展现个性,赢得机遇。

4. **以诚感人,以情动人**　语言要有丰富的情感,有助于交流思想,传递信息,感动用人单位。写求职信更要注意这一点。如何才能做到以"情"动人呢?关键在于摸透用人单位心理,然后根据求职者与用人单位的关系采取相应对策。如果求职单位在家乡,求职者可以充分表达为家乡建设而积极贡献聪明才智的志向;如果在边远贫困地区,则充分表达求职者为改变边远贫困地区面貌而奋斗的决心等。

写求职信的忌讳

错字连篇，主次不分；长篇累牍，无的放矢；条理不清，逻辑混乱；

好高骛远，炫耀浮夸；过分自谦，缺乏自信；用词不当，礼节欠缺。

有这样才能换得用人单位的重视。

总之，求职者要设法引起对方的共鸣，或者得到对方的赞许，这样，求职者才有可能收到意想不到的效果。在注重以情动人的同时，还要以诚感人，以诚取信，态度诚恳，言自肺腑；内容实事求是，言而有信，优点突出，缺点不隐瞒；恭敬而不奉迎，自信而不自大。只

二、个人简历

案例3-6

个人简历

期望从事职业：护理工作或护理文秘工作

期望月薪：5000元

学习经历：2005.9—2010.7　××卫生职业技术学院护理系

实践经验：2009年5月至2010年3月，在××医院进行护理临床实习

毕业院校：××卫生职业技术学院

个人能力：英语PETS三级

专业技能：育婴师 营养师

普通话能力：普通话证书等级二级甲等

自我评价：踏实、肯干、敬业、善学、负责、积极向上

能很好地与人沟通，具有团队合作精神；对负责的工作会付出全部精力和热情，制订缜密计划，力争在最短时间内将目标达成；喜欢挑战，能在较短时间内适应高压力的工作。

怀着无比热忱的工作热情和远大的抱负，希望能够拥有一个平台使我展现自我，使我能够在组织的环境中飞得更高、更远！

问题：案例中，存在着什么问题？

案例分析：

案例中，整个求职简历可以说都较为合理得当，个人情况介绍得简洁明了，但"期望月薪"一项定位太高，可能会让用人单位直接否掉。

个人简历是自己生活、学习、工作和成绩的概括集锦。个人简历的真正目的是为了让用人单位全面了解自己，从而为自己创造面试的机会，最终达到就业的目的。个人简历一般作为自荐信的附件，呈送给用人单位。

（一）个人简历的形式

个人简历一般有三种形式：时间顺序式、学习工作经历式、表格式。时间顺序式是按照年月顺序，列出自己的学习、工作经历，充分表现自己的技能、品德。这类型的个人简历包括有职能/技能型个人简历的内容，即将以往较丰富的工作、学习经历加以概述，随后是一个简略的时序型工作个人简历，其中包括职务头衔、雇主姓名和雇用日期等。它适合于大多数求职者，既能突出你的技能，又能提供过去雇主对你过去工作经历的看法。表格式是用表格的形式列出自己的基本学习情况和学习、工作的经历，使人一目了然。对于即将毕业的大学生来说，通常采用表格式和时间顺序式。

个人简历里一般应包括以下几个方面的内容。

1. 个人资料　姓名、性别、出生年月、籍贯、政治面貌、婚姻状况、身体状况、兴趣、爱好、性格以及自己的联系方式等；

2. 学业有关内容　毕业学校、所学专业、主要课程成绩、外语、计算机掌握程度等；

3. 本人经历　大学以来的简单经历，主要是学习和担任社会工作的经历等，有的还可以从毕业的高中写起；

4. 自我评价　总结大学阶段的表现，并由班主任或学院主管的领导填写意见；

5. 所获荣誉　包括三好学生、优秀团员、优秀学生干部及奖金等方面所获荣誉；

6. 本人愿望　根据自己的爱好、兴趣和特长，适合从事的工作。

一流简历要避免的错误

①过于关注工作职责。应该关注"你是怎样比别人更好地完成工作的？你是怎样克服工作困难的？你努力的结果怎样？你是否因你的表现而受到奖励？"②罗列私人信息或者不相干的信息。如爱好、兴趣、身高、婚否等。③人称代词和冠词用法欠佳。它应该少出现"我"的字样且尽量少用冠词。如"我已经开发了一种新的产品，它使销售额增加了 200 万，使部分销路总量增加了 12%。"应改成"新产品的开发使销售额增加了 200 万，部分销路总量增加了 12%。"

（二）编写个人简历的原则

个人简历真正的用处就是让用人单位充分地了解自己，从而提供可能就业的机会。因此，简历要写得简洁精练，切忌拖泥带水。简历的格式要便于阅读，有吸引力，从而使用人单位对自己有良好的印象。如果自己感觉到有些用语需要特别引起用人单位的注意，可以在这些词句下采用着重号等方式提醒。当然，简历的用语要得体，书写要工整清楚。

（三）简历编写应注意的问题

（1）简历与自荐信不同，简历是叙述求职者的客观情况，自荐信则是主要反映求职者的主观情况和求职意向。从某种意义上说自荐信是对个人简历的必要说明和补充。

（2）简历是一份材料，重在证明个人的身份详情、学习经历、生活经历、学习成绩以及工作经验等，其目的是用来支持自荐信，让用人单位全面了解自己，用以证明自己能否适合担当所求职位的工作。

（3）求职简历不同于工作简历。一般工作简历只是个人的一份历史记录，仅仅反映自己曾经做过什么。而求职简历不仅要反映自己能做什么，做过什么，还要反映做得如何，具备了哪些素质和能力，从而给用人单位一个清晰的印象。

考点：简历、求职信写作要领、书写格式

HR 挑选简历的标准

①过长的简历毫无作用。最好控制在 A4 型纸的一页半左右，人事经理阅读简历一般每份花时1.4 分钟。②传统信件的投递效果更佳。③硬性指标要过硬。45% 的雇主认为他们进行初选时，基本只看这些硬性指标。④总体印象只有 23% 的人能在半小时后大体描述他所看过的简历上学生的具体活动和职位，他们只有一个对学生性格的总体印象，所以是学生会副主席还是部长并不重要，很多简历会列出自己学习课程，只有 4% 的公司会仔细阅读，专家建议，你可以列出，但必须是重要的而且不要超过一行。

第4节　护理记录文书写作

案例3-7

李强,男,62岁,退休工人,因反复咳嗽、咳痰三十余年,近一月来症状加重,伴胸闷、气促一周,活动后加剧,门诊诊断为"慢性支气管炎,阻塞性肺气肿"收入院,于2010年10月15日下午3点入院,查体:神志清楚,颜面、口唇发紫,双下肢轻度凹陷性水肿;入院时:T36.7℃,P110次/分,R28次/分,BP130/82mmHg(1mmHg＝0.133kPa),3点20分给予低流量氧气吸入,雾化吸入;10月16日早晨抽查肝肾功能、电解质,痰培养检查;10月17日9Am进行肺功能检查,10Am返回病房,并给予NS250ml＋海舒必2.0ivgtt;10月21日患者主诉稍有咳嗽、咳白色黏液样痰,遵医嘱停吸氧;10月24日患者主诉偶有咳嗽,血气分析:二氧化碳分压47mmHg、氧分压9mmHg。准备明日出院。

　　问题:请根据患者情况写一份一般患者护理记录单。

　　护理记录是护士对患者的病情观察和实施护理措施的原始文字记载,是患者住院病历资料的重要组成部分。护理记录不仅是医疗、护理、教学和科研工作的重要资料,也是处理医疗纠纷的法律凭证。

一、护理记录的含义及作用

(一)护理记录的含义

　　护理记录是临床护理人员按照相关的法律、法规、部门规章和诊疗技术规范,对患者在住院期间病情变化及各项护理活动等内容的一种书面记录,具有法律效应。2002年9月1日颁布实施的《医疗事故处理条例》明确规定护理记录作为病历中的客观资料可被患者复制或复印,这为医疗纠纷中"举证倒置"提供了有利证据。常见的护理记录文件有:体温单、医嘱单、出入液量记录单、一般患者护理记录单、危重患者护理记录单、手术护理记录单、病室报告等。以上文件一部分与医疗文件密切联系起来而成为病案;另一部分是日常护理工作的记录,是护士交接班时核对工作的依据。

(二)护理记录的作用

　　1. 沟通信息　护理记录文件是加强医生与护士之间、护士与护士之间信息的沟通和交流,合作与协调及保证诊疗、护理工作的完整性、连贯性的重要纽带。

　　2. 为诊疗及护理计划的制订提供理论依据　医护人员利用记录的资料为患者制订诊疗和护理计划,同时护士也可根据记录中患者病情基础资料和病情演变资料评价护理计划的有效性和护理的效果。

　　3. 提供教学与科研资料　完整的医疗护理记录资料能反映患者疾病、治疗的全过程和影响疾病转化的因素,可为护理教学提供病例讨论和个案分析的素材。同时护理记录也是开展科研工作有价值的资料来源。

　　4. 提供法律依据　护理记录文件是法律认可的证据性文件。在法庭上可作为医疗纠纷、保险索赔、犯罪刑事案的证明。

二、护理记录的书写要求

　　由于护理记录文件是一种法律文件,因此记录者在记录书写过程中必须坚持以下标准要求:

（一）及时

护理记录必须及时，不得拖延或提早，更不能漏记，使记录资料保持最新。

（二）客观

实事求是地记录各种医疗和护理信息是医疗和护理文件记录的基本要求。护理记录应是医护人员所观察和测量到的描述性的客观信息，而不是主观看法和解释。记录患者的主观资料时，应准确记录患者原始自诉内容，并用引号来显示，同时应补充相应的客观资料，例如患者自诉："我很紧张，没法控制自己"，测量其血压为 160/100mmHg，心率为 100次/分。

（三）准确

护理记录内容应准确、客观、真实地记录医护人员观察和测量到的患者的客观信息，避免主观臆断。护理记录书写一律使用阿拉伯数字书写日期和时间，采用 24 小时制记录。

（四）完整

眉栏、页码填写要完整，各项记录必须有完整的日期和时间，每项记录后不留空白，记录者签全名，以示负责。如果患者出现病危、拒绝治疗或护理、有自杀倾向、发生意外、请假外出等特殊情况，应详细记录，及时汇报并做好交接班。

（五）简要

记录内容应简洁、流畅、重点突出、使用医学术语和公认的缩写，避免笼统、含糊不清或过多修辞，以方便医护人员快速获取所需信息，节约时间。

三、护理记录的分类

（一）有法律效力的

如体温单、医嘱单、一般护理记录单、特别护理记录单、手术护理记录单。这些护理记录是《医疗事故处理条例》规定的病历中的客观资料，因此随病历一同归档，是护患双方举证的法律凭证。

（二）尚不具有法律效力的

如护理评估单、护理计划单、护理查房记录、护理会议记录、重要护理操作知情同意书、输液巡视记录等。这些护理记录，不随病历一同归档，不具有法律效力。

四、护理记录的结构与写作方法

（一）一般患者护理记录单（表 3-1）

它是护士根据医嘱和病情对一般患者住院期间护理过程的客观记录，凡住院患者均应建立"一般患者护理记录单"。内容包括患者姓名、科别、病室、床号、住院病历号、页码、记录日期和时间、病情观察情况、护理措施和效果及护士签名等。

1. 新入院患者的一般情况　相关专科疾病、特点的客观反映。急诊入院患者的生命体征、患者主诉、执行医嘱及用药情况、护理措施等。

2. 记录患者新出现的症状体征　包括：情绪、神志、饮食、睡眠、体温、大小便等病情变化，治疗与护理效果。

3. 手术患者的一般护理记录　手术前一天应有记录，记录术前准备情况，患者有无变化，术后当日记录入手术室时间，术后回病房时间，回病房时生命体征，麻醉清醒时间，切口引流的各种管道情况等。

表 3-1 护理记录单范例

护理记录单

科别_____ 姓名_____ 性别_____ 年龄_____ 住院病历号_____ 床号_____ 入院日期_____ 诊断_____

日期 时间	意识	体温 ℃	脉搏 次/分	呼吸 次/分	血压 mmHg	血氧饱和度 %	吸氧 L/min	入量		出量		皮肤情况	管路护理	病情观察及措施	护士签名
								名称	ml	名称 ml	颜色性状				

第_____页

本表为参考表，医院应当根据本院各专科特点设定记录项目。

（二）特别护理记录单

凡危重、抢救、大手术后、特殊治疗和需严密观察病情者,必须做好护理记录,以便及时了解和全面掌握患者情况,观察治疗或抢救后的效果。

1. 记录内容　主要内容为患者的体温、脉搏、呼吸、血压、神志、瞳孔、出入液量、用药、病情动态以及给予的各种检查、治疗和护理措施及其效果。

2. 记录方法及要求

1）用蓝黑或碳素墨水钢笔填写眉栏项目。

2）日间(晨 7 时至晚 7 时)用蓝黑或碳素墨水钢笔记录,夜间(晚 7 时至次晨 7 时)用红钢笔记录。

3）记录应及时准确,以反映病情变化的时间,记录时间应当具体到分钟,每次记录后应签全名。因抢救患者未能及时记录的,应在抢救结束后 6 小时内据实补记所有内容。记录出入液量时,除应填写液量外,还应记录液体的颜色、性状等。

4）每 12 小时就患者的总入量、总出量、病情、治疗、护理等作一次小结或总结。

5）患者出院或死亡后,危重患者护理记录单应归入病案保存。

（三）手术护理记录（表 3-2）

是指巡回护士对手术患者术中护理情况及所用器械、敷料的记录,应在手术结束后立即完成。

1. 手术护理记录内容　手术日期、手术名称、术前评估、术中管理情况、所用各种器械和敷料数量的清点、核对。

2. 巡回护士和手术器械护士签名

3. 手术护理记录单应当在手术结束后及时完成　手术结束后,巡回护士应及时将手术护理记录单归入患者病案。

（四）病室报告

病室报告是由值班护士将值班期间病室情况及患者的病情动态变化等书写成书面交班报告。通过阅读病室报告,接班护士可了解病室全天工作情况与重点,做到心中有数。

1. 病室报告的内容

（1）出院、转出、死亡患者情况:出院患者说明离开时间,转出患者注明转往何院、何科,死亡患者注明抢救过程及死亡时间。

（2）新入院患者或转入患者的情况:应报告入科时间、患者主诉、主要症状、体征、既往史、过敏史、存在的护理问题、给予的治疗和护理措施及效果。

（3）危重患者情况:应写明生命体征、神志、病情动态以及特殊的抢救、治疗、护理措施及效果等。

（4）手术患者:手术前的患者应写明术前准备和术前用药情况等;手术后的患者需写明麻醉种类,手术名称及过程,清醒时间、回病室后血压、伤口、引流、排尿及镇痛药使用情况等。

（5）产妇:应写明胎次、产式、产程、分娩时间、会阴切口及恶露等情况。

（6）老年、小儿和生活不能自理病人,应报告生活护理情况,如口腔护理、褥疮护理及饮食护理等。

病室报告中还应报告上述各类患者的心理状态和需要接班者重点观察项目及完成的工作事项,应根据不同的患者有所侧重地书写具体内容。夜间记录应注明患者睡眠情况。

表3-2 手术清点记录范例

手术清点记录

科别_____ 姓名_____ 性别_____ 年龄_____ 住院病历号_____

手术日期_____年_____月_____日 手术名称_____

输血:血型_____ 血液成分名称_____ 血量_____ml

器械名称	术前清点	术中加数	关体腔前	关体腔后	器械名称	术前清点	术中加数	关体腔前	关体腔后
卵圆钳					咬骨钳				
巾钳					骨刀、凿				
持针钳					拉钩				
组织钳					刮匙				
大弯血管钳					脊柱牵开器				
弯血管钳					腹腔牵开器				
直血管钳					胸腔牵开器				
蚊式钳					有齿镊				
直角钳					无齿镊				
扁桃腺钳					刀柄				
柯克钳					手术剪				
胃钳					吸引头				
肠钳					电烧(头)				
取石钳									
胆石刮									
胆道探子					大纱垫				
肾蒂钳					小纱垫				
输尿管钳					纱布				
沙式钳					纱条				
持瓣钳					棉片				
阻断钳					棉签				
肺叶钳					阻断带				
心房钳					花生米				
心耳钳					缝针				
哈巴狗					注射器				
气管钳					针头				
剥离子					棉球				
髓核钳									

手术器械护士签名   巡回护士签名

体内植入物条形码粘贴处：

填表说明：

1. 表格内的清点数必须用数字说明,不得用"√"表示。

2. 空格处可以填写其他手术物品。

3. 表格内的清点数目必须清晰,不得采用刮、粘、涂等方法涂改。

本表为参考表,由于不能涵盖所有手术器械,建议医院根据实际设定器械名称。

2.病室报告的书写要求　值班护士必须深入病室,全面了解患者一般情况,掌握新患者、危重患者的基本情况和病情动态等。早班用蓝色钢笔,夜班用红色钢笔书写并签全名。

3.病室报告的书写顺序

(1)填写眉栏各项。

(2)顺序根据下列顺序,按床号先后书写报告。①当日离开病室的患者。②进入病室的新患者。③需重点护理的患者。

考点:护理记录的含义、要求,护理记录单种类,交班报告的内容

链接

护理记录单填写说明

1.适用范围

(1)病重、病危患者。

(2)病情发生变化、需要监护的患者。

2.眉栏部分　眉栏项目包括科别、姓名、年龄、性别、床号、住院病历号、入院日期、诊断。

3.填写内容

(1)意识:根据患者实际意识状态选择填写:清醒、嗜睡、意识模糊、昏睡、浅昏迷、深昏迷、谵妄状态。

(2)体温:单位为℃,直接在"体温"栏内填入测得数值,不需要填写数据单位。

(3)脉搏:单位为次/分,直接在"脉搏"栏内填入测得数值,不需要填写数据单位。

(4)呼吸:单位为次/分,直接在"呼吸"栏内填入测得数值,不需要填写数据单位。

(5)血压:单位为毫米汞柱(mmHg),直接在"血压"栏内填入测得数值,不需要填写数据单位。

(6)血氧饱和度:根据实际填写数值。

(7)吸氧:单位为升/分(L/min),可根据实际情况在相应栏内填入数值,不需要填写数据单位,并记录吸氧方式,如鼻导管、面罩等。

(8)出入量

1)入量:单位为毫升(ml),入量项目包括:使用静脉输注的各种药物、口服的各种食物和饮料以及经鼻胃管、肠管输注的营养液等。

2)出量:单位为毫升(ml),出量项目包括:尿、便、呕吐物、引流物等,需要时,写明颜色、性状。

(9)皮肤情况:根据患者皮肤出现的异常情况选择填写,如压疮、出血点、破损、水肿等。

(10)管路护理:根据患者置管情况填写,如静脉置管、导尿管、引流管等。

(11)病情观察及措施:简要记录护士观察患者病情的情况,以及根据医嘱或者患者病情变化采取的措施。

小结

本章内容中,学生需要了解掌握计划、总结、述职报告、简报、求职信、个人简介以及护理记录单的性质、分类、特点、作用;准确掌握本章中所涉及的各类事务性文书的格式、结构模式以及适用范围,掌握其在实际中的写作运用。

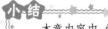

一、填空题

1.计划的主要特点是_____和_____。

2.计划与总结既有联系,也有区别。_____是

在计划执行一个时期或完成以后写的,它要检查_____的执行情况,又要反过来作为今后修订或制订_____的依据。

3. 简报的特点有_____、_____和_____。

4. 简报可分为_____、_____和_____三种类型。

5. 述职报告一般包括三个部分：_____、_____和_____。

二、选择题

1. 在事务性文书中，简报写得快，报道得快，具有的显著特点是(　　)
   A. 真实　B. 迅捷　C. 客观　D. 规范

2. 总结的写作一般是使用(　　)
   A. 第一人称　　　B. 第二人称
   C. 第三人称　　　D. 三种人称互用

3. 集体或个人对一定时期内的任务预先设想、部署、安排的一种应用文体是(　　)
   A. 总结　B. 请示　C. 计划　D. 申请

4. 总结的最基本的特点是(　　)
   A. 简明性　　　　B. 时效性
   C. 理论性　　　　D. 客观性

5. 计划的依据包括在(　　)
   A. 主体　B. 前言　C. 结尾　D. 标题

6. 写好总结的重要原则是(　　)
   A. 实事求是　　　B. 材料充分
   C. 突出重点　　　D. 语言简明

7. 单位或个人对以往一段时间的工作活动进行全面回顾、分析、评价得失、探求规律性认识的一种文体是(　　)
   A. 计划　　　　　B. 总结
   C. 市场调查报告　D. 市场活动分析报告

8. 计划的重点是(　　)
   A. 标题　B. 前言　C. 主体　D. 结尾

9. 总结不能停留在对事实的叙述上，必须对客观事物本质和内在规律进行概括，从实践中找出规律性的经验教训，因此，总结具有特点(　　)
   A. 客观性　　　　B. 主观性
   C. 理论性　　　　D. 针对性

10. 无论是综合性总结还是专题总结，如果面面俱到地罗列现象，就不能说明问题，更不能提供规律性的借鉴，因此，总结在写作时要求(　　)
    A. 分析正确　　　B. 议论充分
    C. 突出重点　　　D. 具有说服力

11. 由领导个人凭着良好的愿望杜撰出来的计划，只能是无源之水、无本之木，可能令人无法执行，因此计划在写作时要求(　　)
    A. 论证充分　　　B. 条理清楚
    C. 内容全面　　　D. 集思广益

12. 为便于执行检查，计划在时间、数量、质量、目的、任务等方面写作时要求(　　)
    A. 面面俱到　　　B. 条理清楚
    C. 表述准确　　　D. 实事求是

13. 计划是对未来的规定，难免有预测不到的地方，因此，计划在写作时要求(　　)
    A. 留有余地　　　B. 实事求是
    C. 模糊不清　　　D. 论证充分

14. 总结是对实际情况的调查和分析，它的基本内容就是反映实践过程的各式各样的材料，因此撰写总结时要求(　　)
    A. 谨慎思考　　　B. 材料充分
    C. 推理正确　　　D. 具有说服力

15. 计划中的每一项内容都为保证实现目标而服务，为其谋划最全面、最优化的策略和步骤，落实具体的措施和方案等，因此计划具有的特点是(　　)
    A. 强迫性　　　　B. 目的性
    C. 主观性　　　　D. 针对性

三、写作题

1. 请你根据自己学习生活的情况写一篇对过去一年的总结。（选择一种写作即可，字数不少于400字。）

2. 根据你所熟悉的内容和部门，拟写一份××医院××部门××年度工作计划。可自拟副标题，要求字数 600 字以上。

3. 根据自身情况，写一封求职信。

第4章

护 理 管 理

第1节 护理管理概述

案例4-1

　　郭红是某医院外科病区的护士长,护理本科毕业生。工作五年后就应聘到外科病区担任护士长工作。刚当上护士长,郭红工作很努力,也特别辛苦。每天她不是在帮助主班护士处理医嘱,就是帮助治疗护士静脉输液,或者是去修理病房掉下来的窗帘和不好用的水龙头,有时这件事还没干完又急急忙忙地去做另一件事,或是跟护士谈话就忘了自己准备做的事了。看着她忙碌的身影,病房的护士们却批评郭红是一名不称职的护士长。

　　问题:该护士长为什么会被批评为不称职的护士长呢?

案例分析:

　　该护士长应该掌握ABC时间管理法,按照事务优先顺序和重要等级完成任务。护士长应剔除对每项任务附带的个人情绪,理清思路,知道优先做什么,重要在哪里,不至于一味按照自己的喜好来做事或者不知从何下手。护士长可以集中思考工作中的大事,对于微不足道的小事无须过度操心,将时间和精力集中用于处理大事,至于杂事可交由旁人处理或尽量简化工作内容。

一、护理管理的概念

　　护理管理是为了提高人们的健康水平,系统地利用护士的潜在能力和其他有关人员或设备、环境以及社会活动的过程。美国护理管理专家Gillies指出,护理管理,是使护理人员为患者提供照顾、关怀和舒适的工作过程。她认为护理管理的任务是通过计划、组织以及对人力、物力、财力资源进行指导和控制,以达到为患者提供有效而经济的护理服务。

二、护理人员管理的意义

　　护理人员是指在医疗体系中能够提供保健、护理服务的人员。这些人员必须由正式护理学院毕业,并获得专业执照,能执行护理工作。

　　护理人员资源管理,是指以某一特定的护理模式执行护理工作时,能保证提供足够合格的护理人员,使患者得到适当且安全的照顾,并确保护理工作取得成效及令人满意的过程。随着社会主义市场经济体制的建立和逐步完善,医院改革面临的主要矛盾是医疗卫生资源的浪费和医院补偿不足并行,改革的思路是充分利用现有的、有限的卫生资源,建立优质、高效、低耗、富有生机和活力的运行机制。为此,许多医院确定了紧缩编制、定员定编、减员增效等原则,这势必会影响护理人员的编制。护理人员资源管理的意义就在于在护理人员紧张的情况下,能保证每位护理人员都得到合理使用,并获得令人满意的护理效果。

护理人员管理是一个过程,它主要包括制定人员管理规划、增加或减少护理人员、对在职护理人员进行合理安置、培训及考核,并根据考核结果决定晋升或奖惩。只有采用合理、科学的人员编制测算方法,对护理人员管理进行科学规划,才能保证编制数及群体结构中各类人员配置合理、负担工作需求。只有通过对护理人员的绩效考核,才有利于发现、选聘出优秀的护理人才,将其充实到护理队伍中来。可以根据考核结果安排他们适合的岗位,并给予相应的待遇,做到人尽其才,调动他们的积极性、主动性和创造性。绩效考核也能够激励护理人员以更高的工作热情和责任投入到为患者服务的工作中。只有通过培训,才能不断提高护理人员自身的综合素质,一方面能满足患者的护理需求;另一方面也能满足护理人员自身的精神需求;另外,只有通过人员管理,才有利于护理人员的合理流动,以适应不断改变的形势需求。

你上OA了吗

××医院购买了通达OA办公系统,办公效率大大提高。现在院办秘书小李上班要办一大堆事,放在过去,那可是又费时,又费力,现在可好了,上OA就OK了。

OA是office anywhere的缩写,即办公自动化系统。是用来实现无纸化、移动化、网络化、电子化办公模式,实现各单位部门间、员工间畅通的信息交流、资源共享,从而提高各部门员工工作效率。它是提高办公管理水平,进行规范化管理、提升整体形象非常重要的应用软件管理系统。

三、护理人员管理的原则

(一)系统化的原则

护理人员管理工作是一项系统化的工程,护理人员的筛选、配备与使用、培训及考核之间是相互联系、相互作用的系统,是紧密联系的整体。通过考核,才能选聘到优秀的护理人员,才能对护理人员进行合理使用,才能为护理人员的奖惩提供依据,并且,考核的结果也有助于决定护理人员的培训内容与目标。所以,管理者应重视选聘—使用—培训—考核之间的有机结合。

(二)公平竞争的原则

在护理人力资源管理上,管理者是否能做到公平,对其下属的工作积极性及工作态度有很大的影响。在选聘使用、晋升职务、推荐进修、委派任务时,只有奉行公平竞争的原则,为护理人员提供一个公平竞争的环境,才能得到最合适的人才,也才能充分调动护理人员的积极性和创造性。

(三)扬长避短的原则

人各有所长,各有所短,管理者在管控的过程中,应遵循扬长避短的原则,以发扬人之长,避免人之短,使每个人都能在自己的岗位上发挥最大的才能,以保证获得最佳的护理效果。如果该护士反应敏捷、技术操作娴熟,则可以安排到急诊科、手术室或重症监护病房工作。有的护士业务能力强,技术操作娴熟,但如果不具备管理能力,就不能安排到护士长的岗位上。

(四)责、权、利一致的原则

责,即所承担的责任;权,即权利;利,即利益和待遇。在人员管理过程中,管理者必须遵循责、权、利一致的原则,有足够权利的人必须承担所负的责任,同时也必须拥有相应的利益和待遇,反过来说,也只有拥有了权利,才能担当其所负的责任。相应的利益和待遇可以调动积极性,保证组织目标的顺利完成。所以,管理者必须保证三者一致,避免权责不明和权责利相矛盾。

(五)明确职责的原则

护理部主任、护士长、护士及护工均有自己不同的职责,在人员管理过程中,要求各级护理人员都要明确自己的责任和任务,了解自己工作的重要性。这样,不仅可以保证护理工作的完成,也有利于对护理人员进行考核与培训。

四、护理人员的合理使用

在确定了实现护理目标所需要的护理人员数量后,如何科学地使用他们,让他们每个人的聪明才智得到充分的发挥,并且保证最大限度地发挥护理群体的效能,最大限度地提高工作效率,是摆在护理管理者面前的又一重要课题。所以,护理管理者必须做到合理使用护理人员。

(一)实行竞争上岗,充分体现护理人员的价值

在坚持国家技术干部任职条件的基础上,应打破专业技术职务聘任终身制的做法,按各科室规定的岗位、职位数进行聘任。实行民主、公开、平等、竞争、择优的原则,真正做到分层使用,充分体现护理人员的自身价值,这不仅有利于增强护理人员的自信心和工作积极性,而且还有利于护理队伍的稳定。

(二)明确护理岗位,真正做到责权统一

在我国部分医院,从事非护理的工作却占护理编制的问题仍然存在,这不仅造成了真正从事临床护理工作人员的短缺,也间接影响了护理质量。要合理使用护理人员,就必须与医院管理部门合作,下大力度解决此类问题。

(三)人员合理流动,保证护理组织的结构优化

从护理总的编制人数来看,护理人力资源是短缺的。但具体到每个护理岗位也存在忙闲不均的问题,有的护理岗位人员超编,而有的护理岗位人员短缺,解决此类问题的关键是护理管理人员要树立全局的观念,对全院护士的情况做到心中有数。

有些科室可能由于新业务、新技术的开展,导致非预期的患者数增加,也可能由于护理人员突发疾病或各类假期等,导致暂时性的人员相对不足,管理者应及时协调科室间的护理人力,保证工作量大、危重患者多的科室能够得到合理的人力支持,充分发挥人力资源的作用。

另外,还应该注意解决护理人员老化的问题,及时更新护理队伍,保持护理组织的结构优化。

(四)严格奖惩制度,提高人员素质

护理工作的性质决定了护理人员必须有高度的责任心和自觉性,稍有疏忽就会威胁到患者的生命。所以,管理者在加大教育力度的同时还应该实行严格的奖罚制度,对工作成绩突出者,给予表扬、奖励,促使每位护理人员都明确自己的职责,更加努力地工作;对存在缺点的护理人员应及时批评,指出其错误,当然要让接受批评者明白,不满意的只是他的工作,这样,才能做到受批评者乐于接受批评,并避免同样错误的发生。

(五)科学排班,提高护理质量

为了合理、有效地使用护理人员,保证工作到位,管理者应根据本科室的人员结构、工作性质科学排班。一方面保持了各班工作量的均衡,使患者得到及时、正确的治疗和护理;另一方面保证了在一定的时间内护理人员的稳定,保证了护理人员休息及学习的时间。

第2节 护理管理的职能

管理职能是指管理的职责和功能,是管理者在管理活动中应当承担的职责和任务,是管理活动内容的理论概括。西方管理学史上的代表人物法约尔(Fayol)最早提出管理过程包括计划、组织、指挥、协调和控制五个管理职能。后来,美国的管理学家卢瑟·古力克(Luther Gulick)与英国管理学家林德尔·厄威克(Lyndall Urwick)于1937年在法约尔管理思想的基础上,提出了管理的七职能学说,即:计划、组织、人事、指挥、协调、报告、预算。美国的唐纳利等人则坚持认为管理只包括计划、组织、控制三项职能。虽然各家说法不一,但都是对管理内容的基本概括,只是对各项职能给予的定义宽窄不同。目前管理学界大多数人倾向于管理过程的五职能学说,即:计划、组织、人员管理、领导、控制等。

考点: 护理人员管理原则

一、计 划 职 能

(一)概念

计划职能(planning)是管理的首要职能,是指为了实现组织目标而对未来的行动进行计划和安排。其中心任务是确定组织的目标和实现目标的具体方案。科学的计划工作,可以确定组织未来的发展方向,有效地利用现有资源,以获得最佳的经济效益和社会效益。

(二)区域卫生规划

《中共中央、国务院关于卫生改革与发展的决定》指出:"区域卫生规划是政府对卫生事业发展实行宏观调控的重要手段,它以满足区域内全体居民的基本卫生服务需求为目标,对机构、床位、人员、设备和经费等卫生资源实行统筹规划、合理成本配置。"最终目标就是要使区域内所有人群都能得到他们应该得到的健康需求,同时又要符合成本-效益原则,即:"公平、效率、效果",周期一般为五年。开展区域卫生规划的核心是优化配置卫生资源。

二、组 织 职 能

(一)概念

组织职能(organizing)是管理的重要职能,为了实现组织目标,必须设计和维持合理的组织结构。组织工作的主要内容是:①根据组织的规模和任务设计组织结构;②明确相应的职责、任务和权力;③为了保证工作顺利进行,还要建立健全各项规章制度等。

(二)护理组织体系

1. 护理行政管理系统

(1)卫生部护理管理系统:卫生部医政司设护理处,是卫生部内主管护理工作的职能机构。它的职责和任务是:负责全国城乡医疗机构制定有关护理工作的政策、法规;制定人员编制、规划、管理条例、工作制度、职责和技术质量标准等;配合教育、人事部门对护理教育、人事等进行管理;并通过卫生部护理中心,进行护理质量控制和技术指导、专业骨干培训和国际合作交流。

(2)地方护理管理机构:是指各省、自治区、直辖市及下属各级卫生行政部门的护理管理机构。各省、自治区、直辖市卫生厅(局)均有一名厅(局)长分管医疗护理工作,负责所辖范围的护理管理机构和人员。其职责和任务是:根据实际情况,负责制定护理工作的具体方针、政策、法规和护理技术标准,提出发展规划和工作计划,检查执行情况,组织经验交流,听取护理工作汇报,研究解决存在的问题,与当地护理学会相互配合共同做好工作。在地方以上卫生厅(局)医政处(医政科)配备一名具有一定专业技术水平、有丰富临床护理经验和较强组织管理能力的人员(主管护师以上的技术职称),全面负责本地区的护理管理。部分县卫生局也配备了专职护理管理干部,为加强护理管理工作发挥了重要作用。

2. 护理学术组织系统 中华护理学会(Chinese Nursing Association)是全国护理科技工作者的学术性群众团体,是中国科学技术协会所属全国性自然科学专门学会之一,受中国科协和卫生部的双重领导。中华护理学会于1909年8月在江西牯岭成立,原名为"中国护士会",1964年更名为"中华护理学会"。1922年加入国际护士会,并积极参加其活动。现设工作委员会7个,专业委员会21个。建会初期创办了《护士季报(中英文版)》,现出版学术期刊《中华护理杂志》《中华护理教育杂志》。该学会经常组织召开全国及国际学术交流会议,开展科技咨询服务,有力地推动了中国护理学科的发展、护理科技人才的成长和医疗保健事业的进步。

中华护理学会设在北京,全国各省、市、自治区,均设有分会。学会的主要工作包括:开展国内外学术交流和科学考察活动,编辑出版护理学术期刊和其他学术资料,向人民群众普及护理科学知识,开展对护士的继续教育工作,对国家重要的护理科技政策发挥咨询作用,对护理科研项目和成果进行论证、鉴定和推广,反映会员建议和呼声,维护护士的合法权益。

3. 医院的护理组织系统 20世纪50年代初,医院护理工作为科主任负责制,没有护理部。20世纪50年代末60年代初建立护理部,负责全院护士的管理工作。1978年卫生部发布了《关于加强护理工作的意见》,对医院的护理工作进行了整顿,护理服务质量逐步得到了改善和提高。1986年全国首届护理工作会议提出了关于加强护理工作领导,理顺管理体制的意见,健全了护理管理指挥系统,贯彻实施了《护理部垂直领导体制》的规定,广大护士积极性日益增高。近几年来护理人员队伍不断扩大,护士知识结构层次显著提高,学术交流、科研活动蓬勃发展。

(1) 护理行政的指挥系统:根据1986年卫生部规定,县级和县级以上医院及300张床位以上医院都要设护理部,实行在分管医疗、护理工作或专职护理副院长领导下的护理部主任—科护士长—护士长三级负责制;300张病床以下医院实行总护士长—护士长二级负责制。护理部主任或总护士长由院长聘任,副主任由主任提名,院长聘任。在护理部主任领导和科主任业务指导下,全面负责本科室的护理管理,在本科范围内有权调配护理人员。病区护理管理实行护士长负责制。病区护士长由护理部主任或总护士长聘任,配合科主任做好病区管理工作。

(2) 护理业务的组织系统:是医院总系统中的一个子系统,在医院管理机构设置中,护理管理机构不但指导临床科室、手术室、门诊、供应室等科室的护士业务工作,同时还与后勤和医务管理机构相互协调,共同讨论医院内各系统的业务工作关系。根据医院不同规模和任务,设立不同层次的护理业务技术的管理机构,这些机构中的每个人,随着医学模式的转变和医院功能的扩大,共同承担着完成医院总目标的任务。

(3) 护理部的组织管理的具体内容:护理部是在院长或分管护理的副院长领导下,负责组织和管理医院的护理工作,护理部管理职能的发挥与医院管理的效率、医疗护理质量的提高有着极为密切的关系。护理部的管理职能主要包括以下几种内容：

1）负责护理的行政和业务管理工作：参加医院学术委员会、医疗事故鉴定委员会、药事委员会、医院感染管理委员会等活动。

2）负责制定护理工作的发展规划：包括护理工作计划、护理人员的人才培养计划、护理工作的规章制度、护理管理质量标准体系和护理管理标准的评价体系等。

3）制定护理技术操作规程：护理常规和护理文书书写标准（护理病历、各种记录单、表格、交班报告等），并组织实施及检查指导，不断分析评价、提高和创新，达到护理质量评价指标要求，做好护理资料统计工作。

4）建立和健全护理组织系统：合理配置护理人员，协助人事部门做好护理人员的聘用、调动、晋升、奖惩和规范化的培训工作；协调和处理与科主任、医技、后勤部门的关系；负责对护士长的领导与培养，以提高护士长的业务水平和管理能力；建立护理人员技术档案。

5）组织护生和进修人员教学工作：组织护理人员的业务学习和护理查房，组织护理科研和技术革新，并应用护理的新知识、新技术，不断提高护理服务质量。

6）指导护理业务工作：对危重和特殊患者的护理过程进行技术指导，并负责临床护理工作及护理安全管理。

三、人员管理职能

护理人力资源管理是护理管理的重要职能，主要任务包括制订护理人力资源规划，护理人员的招聘与录用、使用与培训、考核与开发、薪酬管理及劳动保护，护理档案管理及护理人员职业生涯规划管理等内容。

四、领 导 职 能

领导职能在护理管理中的作用主要表现在以下几个方面。

1. 选择护理组织目标、科学决策　建立护理组织机构、制订计划、确定目标、配备护理人员以及实行有效的护理质量控制等都是护理管理的领导职能之一。

2. 有效激励，调动护士的积极性　护理组织是由具有不同的需求和态度的护士组成，护理领导的关键是对他人的影响和引导，把护理组织中护士的精力引向组织的目标，并使他们热情地、满怀信心地为实现护理组织目标做出贡献。

3. 协调沟通，建立良好的护理组织氛围　护理组织是一个复杂的系统，护理组织的领导应在护理组织的目标体系、利益构成以及人际关系等方面发挥良好的引导、协调和沟通的作用，有效地协调各科室、各级各类护理人员的活动，改善组织中的人际关系，营造良好的组织氛围，促进各项护理工作顺利开展。

五、控 制 职 能

控制是管理过程的关键职能，是通过信息反馈和绩效评估，对组织的活动进行监督、检查、纠正偏差的过程，是连续不断、反复进行的过程，贯穿于整个活动的始终。控制职能的分类如下。

1. 现场控制　适用于基层管理人员，尤其是需要快速反应的工作。如顾客投诉这类问题，只有做好现场控制，随机应变，才能达到目标。现场控制需要充分的授权，如各级护理管理人员的现场检查、督导。现场控制也适应于员工的自我控制。例如，护士在配置静脉输液时发现药液有沉淀,立即停止配液并与临床药师联系,请求对药物质量进行鉴别就属于现场控制。

2. 前馈控制 是最为经济的一种方法,它能防止由于与绩效标准不符而产生的偏差。例如,护理部制订各种应急预案并经常组织护理人员进行演练,使得护理意外事件的发生率大大降低就属于前馈控制。

3. 反馈控制 是在计划完成后进行的评价性控制,也称事后控制。反馈控制实际上是一种"亡羊补牢"的控制方法,其作用仅在于避免已经发生的偏差继续发展或今后不再发生。财务报表就是一种反馈控制。在护理管理中,护理部每月的护理质量检查结果反馈、护理差错、事故的分析均属于事后控制。

总之,护理管理是以提高护理服务质量为主要目的的工作过程。它是为了提高人们的健康水平,系统利用护理的潜在能力和有关其他人员或设备、环境和社会活动的过程。现代护理功能是以增进人类健康为主要任务的,包括指导保健、预防疾病、处置分娩、照顾产妇、协调康复事业等业务,综合而称为护理。要明确护理的功能,确立护理组织,还要实施科学有效的管理。

小结

考点:护理管理功能

管理工作包括五项职能即计划、组织、人员管理、领导、控制。护理组织体系包括护理行政管理系统、护理学术组织系统、医院的护理组织系统。护理部是医院护理工作管理的职能部门,它有着参谋助手、组织指挥和协调沟通作用。

自测题

一、名词解释

护理管理

二、填空题

护理组织体系包括 _____、_____、_____。

三、选择题

1. 小芬是儿科儿童组的护士,工作表现突出,护士长经常指派她负责一些工作,但小芬工作起来常缩手缩脚,护士长意识到没有给小芬职权,有责无权,造成了限制,于是任她为组长,提高了小芬的积极性和创造性。这种工作方式遵循的组织原则是( )

A. 职责与权限一致的原则

B. 集权分权结合原则

C. 任务和目标一致原则

D. 稳定适应原则

E. 扬长避短原则

2. 在非典时期,护理部带领全院护士配合其他卫生工作者共同抗击 SARS,这主要体现了护理部作为职能部门的( )

A. 参谋助手作用

B. 组织指挥作用

C. 协调沟通作用

D. 制定护理技术操作规程作用

E. 指导护理业务工作作用

3. 下列不属于护理部的工作内容的是( )

A. 制定护理工作的发展规划

B. 制定护理技术操作规程

C. 建立和健全护理组织系统

D. 组织护生和进修人员教学工作

E. 指导护理和医疗业务工作

四、简答题。

护理管理者如何做到合理使用护理人员?

第5章

现代文秘的日常事务及礼仪

第1节　日常事务管理

一、办公用品管理

广州某集团公司准备在北京开办一家销售分公司,租用了北京某写字楼一层的大厅,面积1200平方米。其中,大门左边拟用作公司产品展示厅,大门右边作为销售分公司的办公区,包括正、副经理办公室、接待区、销售部、财务部。该销售分公司的负责人将整个一层大厅全部设计成当今流行的全开放式办公室和半开放式办公室,能用移动的隔断板来分隔,没有门,所有人员的工作状态都能看得清清楚楚。

问题:1. 你怎样看待上述办公室的格局?

2. 你认为哪些地方是合理的,哪些地方是不合理的?请指出并说明理由。

办公室是单位领导进行指挥、决策、管理的"司令部",是整个单位运行的大脑。因此,安静、舒适、优美的环境以及良好的办公设备是辅助领导工作、避免领导工作受干扰的重要保证(图5-1)。同时,办公室也是秘书和其他工作人员的工作室。一切信息在这里汇总、整理、交换,一切指令从这里发出,日常事务在这里处理。因此,办公室环境的好坏直接影响到整个单位工作的质量和效率。

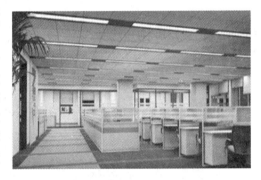

图 5-1　现代开放式办公室

（一）办公室布置的原则

环境心理学的研究成果表明,恰当的环境布置将有助于人产生积极的信息。因此,办公室布置就显得非常重要,总体来说,办公室布置一般应遵循以下原则。

1. 空间布局的合理性原则　办公室布局应从方便工作出发,并使工作者的移动减至最小限度。一般来说,领导的办公区要预留适当的访客空间,同时又要和秘书保持最紧密的联系,以便工作上的交流和沟通。在安排全体工作人员的工作空间时,应做到保障公共空间和私人空间的独立,最好将两者区分开来,从而减少彼此的干扰和影响。

2. 色彩搭配的和谐性原则　颜色对人的心理和生理都有影响,因而色彩成为决定环境优劣的重要因素之一。色彩搭配是以营造舒服、愉快的办公环境为目的。在布置办公室时,除要考虑四面墙壁的色调外,还要兼顾地面、桌面、窗帘等颜色的协调。在办公室中摆放一些绿色植物、盆景,不仅可以舒缓紧张的工作情绪,而且能为办公室增添活力。

3. **办公设备的适用性原则** 合理地优化办公设备可以保证员工的身心健康,提高工作效率,因此,有目的地设计与选择合适的办公设备,对秘书人员而言是至关重要的。办公室的照明设备一般来说要尽可能采用自然光,使室内光线保持适宜。办公室的温度应保持在18~25℃,湿度保持在40%~60%,所以应通过空气调节设备来控制室内温度和湿度。以计算机为代表的自动化办公设备,是现代办公设备的重要组成部分,这些自动化设备一般应有自己独立的空间,以便于电源接线和管理、维护。一般来说,计算机、打印机、碎纸机、传真机可直接放在办公室内,复印机则可放在其他空间。

(二)办公室设备的维护

办公室不仅要有舒适优美的工作环境,还要有摆放整齐、高效运转的办公设备,作为文秘,要维护好办公场所和办公设备。

1. **办公桌的日常维护** 办公桌是每个文秘人员直接工作的空间,在布置办公桌时,既要使人感觉舒适,又要保持桌面有条不紊。办公桌的整洁状况,也能从侧面反映出一个人的能力和素养。一个办公桌杂乱无章的文秘人员,会被认为缺乏组织能力和管理能力。办公桌是文秘人员形象的门面,它有助于提升自己的专业形象。

2. **必需品的管理** 不少秘书的办公桌上的文具很多,但是经常用的其实没有几件。如果是这样,就应该对办公桌上的用品做一次取舍。确认摆放在桌面上的是经常要使用的,可以把工作所需的文具和工具列出来,如记录纸、铅笔、文件夹、剪刀、订书机、胶水、回形针等,并将它们摆放整齐。

(1)电话的摆放:电话应该放在触手可及的地方,这样,电话铃一响,秘书人员就可以立即拿起话筒。如果需要站起来才能接听电话,或者电话装在不顺手的地方,比如习惯用左手,但电话却装在右边,都会给使用带来不便。同时,电话旁边应随时准备好纸、笔,以便记录电话内容。

 链接

××医院电话记录单(表5-1)
表5-1 电话记录单范例

来电方姓名	电话号码	单位	来电时间
电话方姓名		记录人姓名	
来电内容			
紧急程度	正常	紧急	特急
处理意见			
处理方式		记录时间	

链接

接听、拨打电话礼仪

①接听要及时"响铃不过三",即:铃响三声之内拿起话筒。②接听电话首先问候并通报。③做好电话记录 。④因意外或故障临时中断电话,应主动向对方解释并道歉。⑤尽量选择合适的时间打电话。⑥准确拨号后,耐心等待,如遇对方没接听不应在短时间内反复拨打不止。

（2）文件的管理：将文档归类，并存放在不同颜色的文件夹中，然后在每个文件夹上贴上标签。此外，还要分拣文件，将文件按需要程度分类，然后存档。如图 5-2 所示。

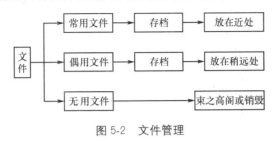

图 5-2　文件管理

考点： 办公室布置应遵循的规律和办公设备的日常管理与维护

二、信息管理

案例 5-2

马云，阿里巴巴的创始人，淘宝网的建立者。2003 年 7 月英国首相布莱尔访华，点名要见"中国的马云"，因为"他正在改变全球商人做生意的方式"！但在 1995 年之前马云对互联网一窍不通，1995 年他在美国第一次接触网络，1999 年 9 月，马云的阿里巴巴网站横空出世，虽然此时国内互联网方兴未艾，但马云建立电子商务网站却是逆势而为的举动。因为此时的电子商务几乎为 15% 大企业服务。但马云毅然作出决定——"弃鲸鱼而抓虾米，放弃 15% 的大企业，只做 85% 中小企业的生意。"今日的阿里巴巴已成为全球最大的电子商务网站，它证实了马云敏锐的商业眼光和睿智头脑。

问题： 1. 马云是如何发现电子商务的契机的？

2. 你认为"信息"对企业、对个人的发展具有怎样的意义？

案例分析：

信息对企业、对个人的发展都是至关重要的，马云正是发现了中小企业对于电子商务的需求，抓住了这一商机，才开创了阿里巴巴，不仅开拓了自己的事业，而且为中国的电子商务提供了成功的典范。

当今社会已进入信息时代，信息在社会生活中扮演着越来越重要的角色，人们将信息、物质和能源看成是社会的三大基本要素，信息已经成为现代社会中最有价值的资产之一。在生产经营部门，信息意味着市场、财富；在教育科研部门，信息意味着知识、技术；在医疗卫生行业，信息意味着生命、健康。因此，作为辅助领导决策的办公室工作人员应比以往任何时代更需要信息，这是文秘工作领域最大的变化之一，必须引起高度重视。

案例 5-3

3G 时代的到来，使得手机应用日益普及，由于手机携带方便，成为人们日常必带的随身物品，同时因信号覆盖广、操作便捷，使得大家对其给予了越来越高的期望。大家期待各种常见的或是重要的信息化系统、互联网应用可以被移植到手机上同步使用，使用户无论在何时何地都可以连线精彩的网络世界，登录信息系统。为此，如何进行手机开发，如何在手机上催生各种多姿多彩的应用，日渐成为创新实业有限公司关注的焦点。公司 2010 年拟投资 500 万元用以研制 3G 手机，为了使公司的决策更具有针对性，公司要求产品研发部及销售部进行广泛深入的市场调研，了解市场需求信息。

问题： 如果你是该部门秘书，请说说你将要完成的工作有哪些。

案例分析：

你将会同经理进行的工作有：①制订调查方案及设计问卷。②进行问卷调查，并将搜集到的信息资料进行整理。③拟写调查报告。

（一）信息的特征

1. 客观性　信息必须是事物的客观描述，真实、准确是信息最重要的本质特征，也是信息的生命所在。

2. 时效性　信息的时效反映了信息的价值，时过境迁的信息是没有价值的。

3. 共享性　信息和实物不同，实物因分享而有所失，信息则不会因分享而消失。

4. 无限性　客观世界是无限度的，人们认识与改造客观世界是无止境的，因而反映这种认识的信息也是无限的。

（二）信息工作在秘书活动中的作用

在各类机构中，秘书获取、加工、传递、储存和利用信息的一系列活动，就是信息工作。秘书根据领导的要求和意图，了解情况、掌握动态、收集信息、综合分析、研究对策，为领导决策提供参考性意见。具体地说，信息工作在秘书活动中的作用表现在以下几方面。

1. 日常管理工作必须依靠信息　秘书要办好机关各种公务，不仅靠领导意图、个人学识，还必须依靠各种信息作依据、作借鉴。信息多，耳目灵，综合判断、处理事务的能力就强。秘书必须学会运用各种信息，把相关部门联系、协调起来，同步协作去完成共同的任务。

2. 辅助领导决策必须依靠信息　信息是决策的依据，是决策的必要条件。没有信息，决策就是无源之水。确定目标，必须将过去和现在的各种信息进行收集、加工、传递和利用；拟定各种方案，必须对收集到的信息进行归纳、推理、判断；决策方案的实施，其客观依据依然是大量的信息。

3. 起草文件必须依靠信息　秘书撰拟公文，实质上是在掌握信息的基础上，根据领导意图，经过分析、综合，形成更系统、更准确的新的书面信息。可以说，秘书撰拟公文，就是运用信息为机关服务。随着互联网技术的普及，文件的传递和处理更加便捷，秘书每天面对的信息更加繁杂，对文秘人员整合信息的能力提出了更高的要求。

考点: 信息的特征、作用

（三）信息收集和处理

信息收集的办法多种多样，要保证信息能及时、有效地收集，就要学会用科学的方法。信息收集的方法主要有以下一些。

1. 观察法　观察法是收集、获取信息的最基本方法。是人们通过感觉器官或借助其他工具来认识客观事物的过程。对信息工作者来说，一是要有敏锐的观察能力和信息意识；二是要用全面辩证的眼光观察事物，深入了解事物发展的来龙去脉、前因后果，切忌以偏概全，只重表象。

2. 调查法　深入实践、调查研究是获取信息最常用且最重要的方法。通常采取的有普遍调查、重点调查、典型调查、抽样调查和连续调查等方式。调查研究的具体方法和程序在后文"调查研究"中有阐释，此处不再赘言。

3. 阅读法　阅读法是通过阅读文件、资料、报纸、书刊及浏览网页信息，收集所需信息。作为信息收集人员，要善于从这些渠道去发现新精神、新政策、新动向、新要求，做到"去粗取精、去陈取新"。

4. 购置法　对于一些内部的或者难于获取的信息资料，可以向信息服务单位或者个人有偿索取，委托他人代为整理、收集。

通过各种渠道,利用多种方法将信息收集以后,并不意味着信息就可以直接为我所用了,只有将收集的信息进行加工处理,才算真正完成了信息收集工作,信息也才能发挥其作用。

信息处理工作主要包括信息整理、信息传递、信息存储、信息反馈和信息利用等环节。文秘人员每天将从四面八方收集的信息进行归纳、分类,加以具体的分析、研究、总结,去伪存真,提炼出符合工作要求、能为特定工作目的服务的信息,然后向领导反映,传递给相关工作人员,这只是完成了信息的整理和传递,为使信息这一特殊资源的作用发挥到最大,还必须做好信息的存储工作。

信息存储就是用科学的管理办法,将有价值的信息系统化,以便日后更好地利用。存储信息是把已收集、加工处理完毕的信息以文字或图像的形式,借助计算机和各种媒介记录下来。存储信息不仅是保存信息,而且是信息收集与提供利用之间不可或缺的一个环节。信息存储包括登记、编码、存放、归档等工作,它也渗入到信息收集和处理的全过程中。

经过一系列环节,信息到达所需人手中,为其科学决策发挥出参考价值,这就是信息工作的终极目的。然而,信息工作如果只是单向地向信宿(信息的目的地)流动,可以说,信息收集工作是不完整的,有缺陷的,它还缺少了信息的反馈。信息反馈是整个科学决策体系的重要组成部分,是保证信息交流必不可少的一环。某项措施实施的效果如何? 实施后是否出现新的问题? 这些都需要靠信息反馈来了解,根据实际情况,再做出适当调整。因此,搞好信息反馈是办公室信息工作的重要环节。

情报比导弹更重要

日本是商业信息收集和利用方面的佼佼者。"二战"后,日本之所以能在战争废墟上迅速崛起,靠的不仅仅是自强不息的精神,而且还有大量具有实用价值的重要竞争情报。以三井物产为例,自20世纪六七十年代开始,该公司从世界各地送到总公司的情报,仅电报平均每天就达 20 000 封左右,相当于 750 页报纸的版面。互联网问世后,该公司有 5 个计算机控制的通信中心,同派驻海外的136 个国家、地区的各分公司或办事处连接,各通信中心之间,通过人造卫星进行联系,每天的通信总量达 20 000 次以上,而这个遍及全球的信息网,有时还供日本政府使用。

三、值 班 事 务

案例 5-4

2009 年 11 月 3 日,南京市一婴儿因高烧、眼眶部肿胀等症状入某医院治疗,随后婴儿眼眶部肿胀发展到脸部肿胀,当家属找到值班医生时,该医生回答:"我是值班医生不是管床医生,婴儿情况不清楚",而不对婴儿采取救治措施。当家属向护士求助时,护士回答:"值班医生晚上一般都是睡觉的,今天都被叫起来几遍了,很生气。"最后因未得到及时治疗,婴儿次日清晨 5 点多不治身亡。

婴儿亲属的反映材料在南京当地知名网络论坛发布后,引起当地众多网民的关注,很多人纷纷发帖谴责值班医生,痛斥有关医护人员的失职和医德缺失。

问题:1. 值班医生、护士有哪些地方做得不对?

2. 这则案例给你什么启示?

案例分析:

作为医护人员,时刻要将患者的需求摆在首位。值班医生、护士如果不能做到尽职尽责、心怀仁爱,不仅影响工作,情节严重的,甚至会影响到患者的生命安全。案例中的悲剧正是因为值班医生、护士的失职所致。

值班工作是日常工作中不可忽视的一项重要工作,"单位值班"是为了保障本单位工作不因节假日休息而正常运转,是保障人民生命财产安全的重要措施。作为一名护理文秘人员,对值班工作一定要高度重视,不但要熟悉值班工作内容,掌握值班工作要领,还要能恰如其分地做好值班工作。

(一)值班工作的特点

1. 连续性　在各级机关和工作部门,值班工作的职责可大可小。值班人员可以是专职的,也可以是轮流和交换的,但都必须保证值班工作不可间断,必须持续进行,实行全天候工作,保证单位工作连续畅通进行。

2. 应急性　在值班工作中,值班人员可能随时接受、传达上级机关和部门领导的指示,经常接待群众的来电和来访,有时还可能遇到突发性事件。这些工作的内容和要求都是事先无法预知的,但都需要快速反应,紧急处理。

3. 准确性　值班工作既是一项事务性工作,又是一项重要的政务工作,它不仅要求及时而且要求准确。值班人员在接听电话、接待来访、协调联络和处理事务的过程中,都必须准确地掌握对方反映的情况,做到向领导汇报不含糊,处理问题不模糊。

(二)值班工作的要求

值班室的工作任务重、内容多、接触面广,因此,对值班人员的要求也较高。

1. 值班人员的素质要求　首先,值班人员要确立服务意识。即:为领导服务,为上级服务,为单位内部各部门服务,为群众服务;其次,值班人员要树立严谨、热情、高效的工作作风。对待工作严肃认真,既不能轻率处理任何一件事,也不能轻易放过任何一个可疑点,更不能越权行事;再次,值班人员要有组织纪律观念,严格遵守各项规章制度,做好保密工作;最后,要有健康的身体和良好的精神状态以及应急应变能力。

2. 值班工作的业务要求

(1)认真做好值班记录:值班人员对于值班期间发生的事项,如收发文件、传真、信函、突发事件处理等都要按规定做好记录,做到字迹清楚,语义准确。

(2)及时处理来电、来函:对各类文件、传真、信函、公务电话等,要根据不同情况及时分类处理,属于值班人员职权范围内的要及时处理、答复;属于其他职能部门的,则要按"分级负责,对口管理"的原则,及时移交相关部门办理,并及时反馈处理结果。对于重大突发性事件、新情况、新问题,要迅速向领导汇报,根据事态发展协助领导赶赴现场处理。事情结束以后,及时写出情况报告。

(3)严守保密制度:值班人员对经手处理的重要文件、传真件和电话记录等资料要妥善保管,属于保密事项的,不得对外泄露。对领导的家庭住址和电话等,未经领导同意,不得外传。

考点:值班工作要求

(4)做好来访人员接待工作:对待来访人员,一定要做到"一张笑脸,一把椅子,一杯热水,一句暖言"。对于上访人员要及时向分管领导(或值班领导)汇报,并迅速通知有关部门接待。对于影响较大的集体上访事件,要及时通知公安部门派员维持秩序。

(三)值班工作制度

1. 交接班制度　值班人员要做好交接班工作,认真移交值班日记。交班人和接班人要沟通情况,移交值班室掌握的各种钥匙,明确各自的责任。接班人因故未到时,交班人不能自行离岗。

2. 信息处理制度　值班人员对于各种信息要及时上传下达,遇到问题要多请示、汇报,领会领导的意图,少擅自表态和答复,以免给领导的工作造成被动。

3. 记录归档制度 值班人员对值班过程中的电话、来访都要认真记录,接待来访时要坚持"一听、二记、三问、四分析"的方法。

4. 岗位责任制度 规定值班人员必须坚守岗位,任何情况下都不能擅离职守。对于值班人员要加强领导,落实责任,使值班工作更加规范化、制度化。

（四）值班表的编制

值班表是将某一时间段内已经确定的上班人员姓名清晰地记载和标明的表格,是提醒人们按照值班表的要求值班,以保证组织的整体工作连续和完成的表格。

考点:值班的工作制度

（1）值班表常用在下列地方：

1）值班室。

2）平日需要有人值班的办公室。

3）节假日值班办公室。

4）为完成某项任务的值班办公室。

（2）值班表编制完成后应与相关值班人员协商并在主管领导审定以后执行。

（3）编制值班表通常应包含以下内容

1）列出值班事件期限和具体值班时间。

2）按照要求填写值班人员姓名。

3）标明值班地点。

4）标明负责人或带班人员。

5）有时需用简明文字标明值班的工作内容。

6）标明人员缺勤的备用方案或替班人员姓名。

链接 **考点:**编制值班表

×××公司国庆放假值班表（表 5-2）

表 5-2 值班表范例

值班时间	值班人姓名	值班地点	值班电话	带班领导	值班任务
10 月 1 日	张××	办公室		总经理	1. 接听和处理电话,保证联络渠道畅通
10 月 2 日	李××	办公室		副总经理	2. 接待和指引来访人员
10 月 3 日	罗××	办公室		副总经理	3. 接收分发文件邮件和书报杂志
10 月 4 日	唐××	办公室		行政办主任	4. 处理临时发生的事情
10 月 5 日	陈××	办公室		人事部长	5. 注意安全,防火防盗
10 月 6 日	赵××	办公室		销售部长	
10 月 7 日	王××	办公室		财务处长	
注意事项	①值班时间:每天上午 8 点至下午 5 点 ②做好值班记录 ③值班人员不得缺席,确因病因事不能值班,请提前联系办公室,以便及时调整人员				

四、日 程 管 理

日程管理就是将每天的工作和事务安排在日期中,并做一个有效的记录,方便管理日常的工作和事务,达到工作备忘的目的,同时也具有对员工日常工作进行指导、监督的作用。电子版的日程管理通常具有定时提醒和共享等功能。

日程管理的内容：

(1) 查看日历、月历、农历。

(2) 安排代办事项。

(3) 提醒备忘事项。

(4) 共享他人日程安排,协调工作。

(5) 对员工工作进行监督。

五、印 章 管 理

案例5-5

某单位小邓是个游手好闲,爱打架斗殴的人,有一次喝酒后把本地一个吴姓工人打伤致残,被法院判处了三年有期徒刑。在即将服刑的时候,有人出主意说:"如果单位能证明你现在正在搞科研项目,你就可以保外服刑了。"小王听后,赶紧写了一份假证明,找到本单位管公章的秘书小刘给他盖章。小刘因当时较忙,听小邓说是科研项目要盖章,就没仔细看材料的内容,就把公章盖上去了。小王因此被保外服刑。半年过后,被害者家属知道事情真相,告到法院。法院经过调查,知道了事情的原委,小邓被重新送到监狱,而管理公章的小刘,因工作麻痹大意,被单位调离工作岗位并受到行政记过处分。

问题:1. 印章有些什么特点和作用?

2. 印章应如何保管?

印章及其管理

1. 印章的内涵　印章是印和章的合称,我国古代叫"印信",是指刻在固定质料上的代表机关、组织、单位和个人权力的图章。秘书部门掌管的印章主要有三种:一是单位印章(含钢印);二是单位领导人"公用"的私章;三是秘书部门的公章。其中单位印章是单位对外行使权力的标志。

2. 印章的样式和种类　印章的样式由印章的形状、印文、印文的排列、印章的图案和尺寸、印章的质料构成。我国党政机关、企事业单位的印章为圆形,其尺寸,图案有具体要求,不得随意改变或设计,参见国务院颁发的《关于国家行政机关、事业机关印章的规定》。

印章的种类很多,按质料分,有钢印、铜印、木印、塑料印、万次印(又分原子印和渗透印)等;按性质分,有单位印章、领导签名印章、业务专用章等。

3. 印章的作用

(1) 标志作用:只有得到法律认可的机构或人员(具有法人资格)才备有印章,并在印章上以印文的形式标明其法定名称(全称)。对外联系工作,就以印章作为标志。另外,印章还表现为密封的标志。

(2) 权威作用:人们习惯把"印把子"比做权力的象征。这是法律赋予的权力,具有相当的权威性,而这种权威性则是以印章为鉴证的。

(3) 法律作用:单位具有法人资格,其印章是单位的标志,按法定程序制发、用印后的公文和凭证就具有法律效力,在刑事诉讼和民事诉讼中负有法律责任和法律义务。

(4) 凭证作用:各种各样的文件、凭证、证据等,不盖章对外一律无效。

《中华人民共和国治安管理处罚法》第五十二条

有下列行为之一的,处十日以上十五日以下拘留,可以并处一千元以下罚款;情节较轻的,处五日以上十日以下拘留,可以并处五百元以下罚款:

(一)伪造、变造或者买卖国家机关、人民团体、企业、事业单位或者其他组织的公文、证件、证明文件、印章的;

(二)买卖或者使用伪造、变造国家机关、人民团体、企业、事业单位或者其他组织的公文、证件、证明文件的;

(三)伪造、变造、倒卖车票、船票、航空客票、文艺演出票、体育比赛入场券或者其他有价票证、凭证的;

(四)伪造、变造船舶户牌,买卖或者使用伪造、变造的船舶户牌,或者涂改船舶发动机号码的。

4. 印章的制发　印章的刻制,必须严格按照国家规定办理,不论刻制哪一级单位的印章,都要有上级单位批准的正式公文,到公安部门登记,由公安部门指定刻字单位刻制,不得私自刻制印章。印章在正式颁发启用前,应备文通知有关单位。为了防止伪造,要做印记,印模除留底外,同时上报主管部门备案。如机构变动、撤销或更改名称,印章应立即停止使用,封好后交原颁发单位予以注销。

5. 印章的保管和使用　印章的保管通常由秘书担任,保管者就是使用者。按规定,保管者不得委托他人代盖印章,不得随意带出办公室,更不得交他人拿走使用。印章存放的地方要装配牢固的锁。保管者要养成精细的工作作风和良好的职业习惯,一丝不苟、防微杜渐,不盖人情章。

印章的使用要有完善的制度作保证,管印章者要认真审阅需要盖章的材料,看是否符合规定,要十分谨慎,防止被人钻空子。盖公章要端正、清晰,盖在署名中间,上"不压正文",下要"骑年盖月"。盖印章要领是:握法标准,印泥适度,用力均匀,落印平稳。

介绍信样例(图 5-3)

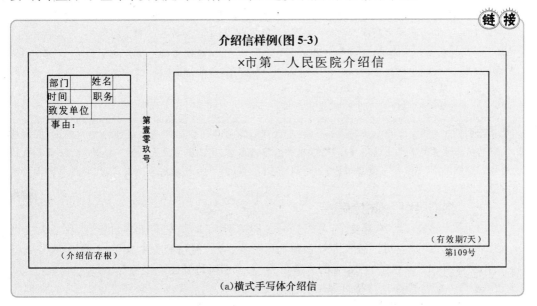

(a)横式手写体介绍信

```
                    介 绍 信（存根）
                        字第　号
    ×××等×人,前往×××联系 ××××××××××.
(盖骑缝章)．．．．．．．．．××字第××号        年　月　日
．．．．．．．．．．．．．．．．．．．．．．．．．．．．．．．

                    介 绍 信
                     ××字第××号
    兹介绍×××等×名同志前往你处联系××,请接洽并予协助为盼.
    此致
    敬礼!

                              ×××(签章)
                              年　月　日
```

(b)竖式印刷体专用介绍信

图 5-3　介绍信样例

第2节　接待事务及礼仪

一、接待常识及外事接待礼仪

案例5-6

　　某公司的晓丽是一个新员工,她在前台负责接待来访的客人和转接电话,还有一个同事小石和她一起工作。每天上班后一两个小时之间是她们最忙的时候,电话不断,客人络绎不绝。一天,有一位与人力资源部何部长预约好的客人提前20分钟到达。晓丽马上通知人力资源部,部长说正在接待一位重要的客人,请对方稍等。晓丽转告客人说:"何部长正在接待一位重要的客人,请您等一下。请坐。"正说着电话铃又响了,晓丽匆匆用手指了一下椅子,赶快接电话。客人面有不悦。小石接完电话,赶快为客人送上一杯水,与客人闲聊了几句,以缓解客人的情绪。

　　问题:1. 客人为何面有不悦,晓丽应该怎样做?

　　　　　2. 如果是没有预约的客人,应该怎样接待?

　　案例分析:接待工作本身就是一个窗口,外来人员可以通过这个窗口直接感受该单位、机关的工作作风。通过接待工作可以体现出单位、机关的整体形象,反映出文秘人员的综合素质。不管是有预约还是无预约的,秘书都应礼貌热情、细致周到、照章办事,既要尽量满足客人需求,又要树立和维护组织的形象及利益。

（一）接待类型、规格和程序

　　1. **类型**　接待工作纷繁复杂,可以分为多种类型,不同类型有其各自特点,秘书人员也应采用不同的方式来应对。按来客是否预约可分为:有约接待和无约接待;按来客的区域可分为:内宾接待和外宾接待;按来客的人数可分为:个别接待和团体接待等。

　　2. **规格**　接待规格是接待过程中的各种规矩,是礼待来宾的一系列具体规定,其中最关键的是从场面安排及主陪人的职位角度而言,秘书应根据来访者的身份确定接待规格。主要有以下三种接待规格。

(1) 高规格接待:接待场面宏大热烈,主要陪同人员比主要来宾的职位要高的接待。

(2) 对等接待:接待场面适当,主要陪同人员与主要来宾的职位相当的接待。

(3) 低规格接待:接待场面简便,主要陪同人员比主要来宾的职位要低的接待。

高规格接待固然能表现出重视、友好,但它会占用主陪人的很多时间,经常使用会影响其正常工作;低规格接待有时是因单位的级别造成的,有时是另有原因,用得不好,会影响双方的关系;对等接待是最常用的接待方式。

如何确定接待规格呢? 秘书首先要了解客人的身份和来访目的,据此确定由谁出面接待最合适。接待规格的最终决定权是在领导那里,秘书仅提供参考意见,领导确定了接待规格后,秘书就要制订接待计划。

工作中要注意:如果本单位有接待的规章制度,秘书应严格遵照执行,不得擅自更改接待标准;要注意了解来宾的饮食习惯,特别是与宗教相关的饮食禁忌;在接待中,要注意做好保密工作,重要的文件、资料要保管好,不能让客人参观的地方,绝不安排。

3. **程序**　一项有约的接待活动,从接受任务到客人离开后的善后工作,通常程序为:受领接待任务→了解来宾情况→拟定接待方案→做好接待准备→迎接来访宾客→商议日程安排→安排食宿→组织双方会谈→陪同参观游览→送别来访客人→接待工作小结。

考点:接待类型和规格

(二)接待礼仪规范

1. **迎送礼仪**　主要分为办公室内、外的迎送两种形式。

(1) 办公室内的迎送:不管是否预约,迎送时都应停下手边工作和谈话,抬头、行注目礼、微笑示意;如果正打电话,可用手示意,请来访者稍候并微笑示意;随后是迎接词:"你好,请问你找谁"或送别词"再见,请走好"等。

(2) 办公室外迎送

1) 注意"六要":即要提前候客或送客;要预先准备好姓名牌或送别礼品;要向客人问好或道别;要帮助客人提行李;要事先预约迎送客人的交通工具和宾馆;要向客人问好或道别;要做必要的沟通(在乘车途中可介绍本地情况、宾馆位置、活动安排、注意事项)。

2) 注意"四不":不久留或久送,不对客人提要求,不漠不关心,不调头就走。

2. **引导礼仪**　在医院内迎接客人后带路,秘书应用手示意方向,一般自己走在来访者左前方的两三步,并以侧转130°向着来访者的角度,再配合来访者走路的速度向前引导。

3. **介绍礼仪**

(1) 自我介绍时:要主动走到来访者面前,点头致意;然后自己报出姓名、单位和职务,递上名片;等对方也做自我介绍后,便可进行交谈。

(2) 为他人介绍时:介绍顺序是:先把主人介绍给客人;身份低的、年纪轻的介绍给身份高的、年纪大的;把男士介绍给女士。介绍地位相同的人时,应按到职的先后,先介绍新进的职员;若同时到职,就先介绍年纪较轻的人;若年龄、地位相同,便从亲近的人开始介绍。

4. 交换名片的礼仪

（1）交换次序要讲究：来访者、男性、身份低者应先向被访者、女性、身份高者递名片，而后者在接到名片后应回赠对方自己的名片。

（2）交换名片姿势要正确：要用双手食指和拇指执名片两角，以文字正向对方，一边自我介绍，一边递过名片。对方递过来的名片，应该用双手去接，以示郑重。收到名片应先认真阅读一下再郑重放进包里或面前的桌上。

5. 馈赠礼仪

（1）礼品的选择：特殊情况除外，一般不必送太昂贵的礼品。选礼品时，应综合考虑与赠礼对象的关系、送礼的原因、医院财务制度的规定、赠礼对象身份、性别、爱好、文化背景、性格习惯等，尤其注意礼俗禁忌等。

（2）送礼的时机

1）会见或会谈：一般在起身告辞时送。

2）向交往对象道贺、道喜时：一般在双方见面之初赠送礼物。

3）出席宴会时：可选在起身告辞时，也可选餐后吃水果时。

4）一般商务活动：在业务洽谈结束后赠送礼品，可以避免行贿的嫌疑。

链接

会面礼仪

①点头礼：在比较随便的场合，或与一面之交、交往不深的相识者碰面、或无法一一问候时秘书人员可点头致意。②举手礼：向距离比较远的人打招呼。右臂向前方伸直，右手掌心向着对方，其他四指并齐，拇指叉开，左右摆动一两下。③注目礼：用于升国旗、列队检阅、剪彩揭幕、开业挂牌。④拱手礼：用于团拜活动、向长辈祝寿、向对方表示祝贺、向亲朋好友表示感谢以及与海外华人初次见面时表示久仰大名等。⑤鞠躬礼：用于喜庆欢乐或庄严肃穆的仪式。⑥握手礼：握手时间以2～4秒为宜，握手先后顺序：男女之间，女士先伸手；长辈晚辈之间，长辈先伸手；上下级之间，上级先伸手；宾主之间，主人先伸手（图5-4）。⑦拥抱礼：一般在欧美国家很常用。⑧接吻礼：西方国家常用的见面礼。

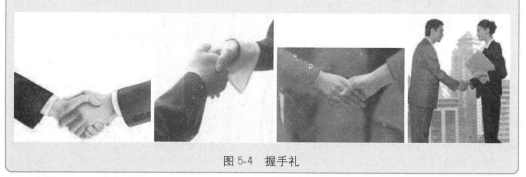

图5-4 握手礼

（三）外事接待

外事接待工作要做到热情友好、互相尊重、文明礼貌、不卑不亢。要内外有别，坚决维护国家的主权和利益，维护民族尊严，严格按照党和国家的政策办事，严守国家机密。与外宾交往，要加强组织纪律性，如实反映情况，不得背着组织和外国机构及个人私自交往。

涉外接待的内容与内宾接待大同小异，但迎宾礼仪涉及外事接待工作的一切方面，它们环环相扣，彼此制约，都对外宾接待工作的总体质量产生重要的影响。下面将简要介绍迎宾礼仪的程序和其中要注意的关键环节。

1. **涉外礼仪规范**　迎宾礼仪指的就是在涉外交往活动中,当我方身为东道主之时,为落实迎宾活动而应当遵守的外事接待礼仪。通过这种迎送活动表达东道主的诚意,展现主人的形象,使双方建立友好关系。要使涉外接待工作出色圆满,就要处处注意以下几点。

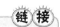

如何安排礼宾顺序

秘书人员在组织外事活动时,一般可以按照通知代表团组成的日期先后顺序、字母顺序、身份与职务的高低 3 种方式安排礼宾次序。

(1) 发出邀请:在正式对外方发出邀请前,必须先明确邀请的规格,以便兼顾来宾的具体身份与来访的目的。通常由东道国先发出邀请,这既是礼节,也是一项必要的手续。

(2) 准备工作:这基本与国内接待相同,只不过从涉外礼仪的方面要多加重视。

1) 确定迎候人员:本着身份对等的原则,参加涉外迎送仪式的有与主宾身份相当的主人以及随从人员,还要有翻译。

2) 准备迎宾的物品:如果双方互不相识,则需要准备一块牌子,上书来访团体的名称或主宾的名字,用对方能看得懂的文字,书写工整。如要献花,一定要用鲜花,不可以用黄白两色的菊花或百合花,献花人应为年轻的女性。要按照来访团体的人数和主宾的身份决定接客人的车辆。

接待人员要掌握的常用花语(表 5-3)

表 5-3　常用花语

	花名　寓意	花名　寓意	花名　寓意	花名　寓意
表示情感	玫瑰—爱情	白桑—智慧	豆蔻—别离	红丁香、鸟不宿和菟丝子组合而成的花束表示:君如奋斗,必将成功
	丁香—初恋	水仙—尊敬	杏花—疑惑	
	柠檬—挚爱	百合—纯洁	垂柳—悲哀	
	橄榄—和平	茶花—美好	石竹—拒绝	
	桂花—光荣	紫藤—欢迎		
表示国家	美国—山楂	英国—玫瑰	荷兰—郁金香	韩国—无穷花
	日本—樱花	意大利—紫罗兰	瑞典—白菊	泰国—睡莲
	德国—矢车菊	加拿大—枫叶	西班牙—石榴	新加坡—卓锦万代兰
	法国—鸢尾花	瑞士—火绒草	巴西—兰花	丹麦—冬青
民俗寓意	同一种花在不同国家和地区,因民俗不同,往往被赋予大不相同的寓意。①品种。如中国人喜爱黄菊,在西方代表死亡;中国人赞赏的荷花,在日本表示死亡。我国广东、海南、港澳地区,反感别人送梅花、茉莉、牡丹。②色彩。中国新人成亲喜欢红色,西方人则喜欢白色。③数量。中国人送花讲究双数,西方人则讲究单数,只有"13"除外。			

(3) 车站、机场迎接:外宾抵达时,主方相关人员应提前到达机场、车站迎接,表示欢迎,并妥善安排各项礼仪程序和活动。"第一印象"非常重要,因此迎接活动要十分重视,参加迎送仪式的所有人员,着装要正式得体。双方见面以后,主人一方的秘书先将欢迎的主要人员介绍给外宾,或自我介绍,并递上名片,然后由外宾或他的秘书把客人一方的主要成员介绍给东道主。主方要主动与来宾寒暄,话题应轻松自然,如旅途情况、两地风土人情等。除客人自

提的随身小件行李外,应主动帮客人提行李。特别要注意乘车的位次尊卑,其中主人开车和司机开车座位尊卑有别,如图 5-5、图 5-6 所示。

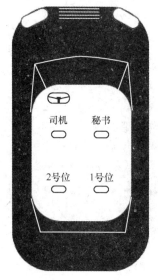

图 5-5　驾车者为司机时座次排序

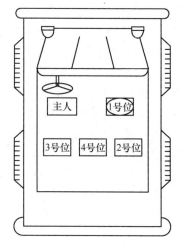

图 5-6　驾车者为主人时座次排序

考点:外宾接待流程

（4）送行前的拜访:主方秘书应在拜访前打电话给对方的秘书,告知将去拜访的时间和主要人员的身份,提醒其做好准备。虽然这个环节在作计划时已经列上,但是提醒和确认也是必要的。

（5）安排送行仪式:客人如果是乘坐飞机,特别是国际航班,一般至少要提前 3 个小时出发,因为路上可能遇到交通拥堵,办理登机手续和安全检查都需要不少时间。

链接

礼仪类文书写作常用词语释义(二)

台祺:您吉祥的意思。

鉴宥:请求审察原谅的意思。

拟于:打算在。

台安:您安好的意思。

孔殷:十分急切的意思。

兹有:现在有。

惠纳:承您照顾能接受的意思。

赓即:接着立即的意思。

二、接待住宿、餐饮、参观游览与文艺活动安排礼仪

"宾至如归"就是我们接待工作的最高境界,让客人感觉到愉快、轻松、舒适,要求我们的接待工作要细致入微、周密安排,尤其要在客人抵达后的服务安排上花心思周密部署。

（一）住宿安排

住宿安排是我们接待工作中首先要考虑的问题,为风尘仆仆的客人选择好安全舒适的宾馆以舒缓旅途的疲劳,能让客人感受到主方的热情和诚意。在选择宾馆时,要根据接待规格,

客人身份、人数、性别、年龄、身体状况、生活习惯等来酌情安排,选择宾馆要根据符合接待经费预算、宾馆的住宿条件、周边的环境和交通状况、安全条件等因素综合考量,基本生活需要如空调、热水、卫生间、电视、电脑、会议设施要符合要求。

(二) 餐饮安排

1. 中餐安排

(1) 安排菜单:根据中国人的饮食习惯,与其说是"请吃饭",还不如说"请吃菜",所以,要非常重视菜单的安排,它主要涉及点菜和准备菜单两方面的问题。点菜时,不仅要吃饱、吃好,而且必须量力而行。如果为了讲排场、装门面,而大点、特点,甚至乱点一通,不仅对自己没好处,而且还会招人笑话。这时,一定要做到心中有数,力求做到不超支,不乱花,不铺张浪费。

在准备菜单的时候,主人应当着重考虑哪些菜肴宜选、哪些菜肴忌选,宜选的菜肴大抵有三类:

1) 有中餐特色的菜肴:在宴请外籍人士的时候,这一条更应当被高度重视。比方说:中餐里的龙须面、煮元宵、炸春卷、蒸饺子、狮子头、宫爆鸡丁等,均为寻常百姓之食,并非佳肴美味,但因其具有鲜明的中餐特色,所以在国外知名度最高,受到众多外国人的推崇。

2) 有本地特色的菜肴:一方水土养一方人。中国地大物博,中国的饮食文化既有共性,也个性鲜明,名扬天下的八大菜系,便是中餐在各地分支的代表。在宴请他人,尤其是宴请外地人时,有必要的话,应尽量安排一些具有本地特色的菜肴。举例而言:西安的羊肉泡馍、四川的麻婆豆腐、上海的红烧狮子头、北京的涮羊肉,请外地客人时,上一些特色菜,恐怕要比"千人一面"的生猛海鲜更受好评。

3) 餐馆的特色菜肴:大凡名声在外的餐馆,自然都少不了自己的看家菜,高档餐馆尤其是如此。在知名餐馆点菜时应尽量安排一些它的看家菜,这能说明主人的细心和对被请者的尊重。

在菜单安排时,还必须兼顾来宾的饮食禁忌,尤其是要对主宾的饮食禁忌予以高度的重视。在这些饮食方面的禁忌主要有四条:①宗教的饮食禁忌:对于宗教方面的饮食禁忌,一定要认真对待,一点也不能疏忽大意。例如,穆斯林通常不食猪肉,并且不饮酒。国内的佛教徒在饮食上禁食荤腥植物,它不仅指的是不吃肉食,而且也包括了葱、蒜、韭菜、芥末等气味刺鼻的食物,对此要是不求甚解,或是贸然犯禁,都会带来很大的麻烦。②地方禁忌:在不同的地区,人们的饮食偏好往往多有不同,对于这一点,在安排菜单时,也应予兼顾。比如,英美国家的人通常不吃宠物、稀有动物、动物内脏、动物的头部和脚爪。③职业禁忌:有些职业,出于某种原因,在餐饮方面往往也有各自不同的特殊禁忌。例如,国家公务员在执行公务时不准吃请,在公务宴请时不准大吃大喝,一般不准用餐超过国家规定的标准,不准饮烈性酒。再如,驾驶员在工作期间,不得饮酒,要是忽略了这一点,不仅是对对方的不尊重,而且还有可能使其因此而犯错误,惹麻烦。④个人禁忌:有一些人,由于种种因素在饮食方面上往往会有一些与众不同的特殊要求。比方说:有的人不吃肉,有的人不吃鱼,有的人不吃蛋等。对于这类个人饮食禁忌,亦应充分予以照顾,不要明知故犯,或是对此说三道四。在隆重而正式的宴会上,主人所选定菜单也可以精心书写后,每人一份,让用餐者不但餐前心中有数,而且餐后也可以留作纪念。

(2) 中餐宴席席位安排编排:宴请,往往是一种较大规模的社交聚集活动,因此它就涉及席位的编排利益。这关系到来宾的身份和主人给予对方的礼遇,所以,受到宾主双方的同等重视。较为正式的宴会,一般都要安排好桌次和位次,这既能使邀请活动井然有序,又是对客人的尊重负责。当然,一些非正式的小型便宴,没必要再讲桌次,但在很多地方,位次却是很

重要的,对于中餐位次的排列,主要有六种方法可循:

1)右高左低:当两人一同并排就座时,通常以右为上座,以左为下座。这是因为中餐上菜时多以顺时针方向为上菜方向,居右而坐者因此要比居左而坐者优先受到照顾(图5-7)。

2)中座为尊:三人一同就座用餐时,居于中座者在位次上要高于在其两侧就座之人。

3)面门为上:倘若用餐时,有人面对正门而坐,有人背对正门而坐,依照礼仪惯例,则应以面对正门者为上座,以背对正门者为下座(图5-8)。

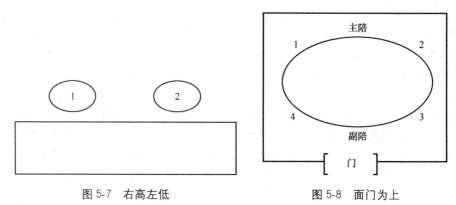

图5-7　右高左低　　　　　　　　　　图5-8　面门为上

4)观景为佳:在一些高档餐厅用餐时,在其室内外往往有优美的景致或高雅的演出,可供用餐者观赏,此时,应以观赏角度最佳之处为上座。

5)临墙为好:在某些中低档餐馆用餐时,为了防止过往侍者和食客的干扰,通常以靠墙之位为上座,以靠过道之位为下座(图5-9)。

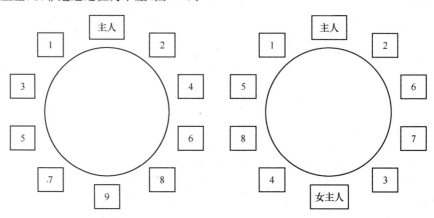

图5-9　临墙为好

6)多桌客人桌次尊卑排列:如图5-10所示。

2. **西餐安排**　西餐是指对西方餐饮的一种统称,基本特点是用刀叉进食,且餐具多,有各种大小杯子、盘子、银器具等。

(1)餐具的摆放:餐具是根据一道道不同的上菜顺序精心排列起来的。座位最前面放食盘(或汤盘),左手放叉,右手放刀。汤匙也放在食盘的右边。食盘上方放吃甜食用的匙和叉、咖啡匙,再往前略靠右放酒杯。右起依次是:葡萄酒杯、香槟酒杯、啤酒杯(水杯)。餐巾叠放啤酒杯(水杯)里或放在食盘里。面包盘放在左手,上面的黄油刀横摆在盘里,刀刃一面要朝

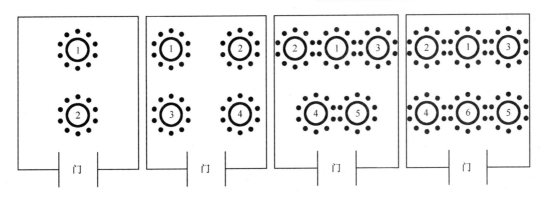

图 5-10　多桌客人桌次尊卑安排

着自己。正餐的刀叉数目要和菜的道数相等,按上菜顺序由外到里排列,刀口向内,用餐时顺序由外向中间排着用,依次是吃开胃用的、吃鱼用的、吃肉用的。比较正式的餐会中,餐巾是布做的。高档的餐厅餐巾往往叠得很漂亮,有的还系上小缎带。注意:别拿餐巾擦鼻子或擦脸。餐具都摆齐以后,不要忘了餐桌的装饰物,例如,蜡烛台或小花瓶等,都可以增添浪漫的气氛。如图 5-11 所示。

（2）西餐点菜及上菜顺序:西餐菜单上有五六种大的分类,其分别是开胃菜、汤、沙拉、海鲜、肉类、点心等。

先决定主菜。主菜如果是鱼,开胃菜就选择肉类,在口味上就比较富有变化。除了食量特别大的以外,其实不必从菜单上的单品菜内配出全餐,只要开胃菜和主菜各一道,再加份甜点就够了。可以不要汤,或者省去开胃菜,这也是很理想的组合(但在意大利菜种中,意大利面被看成是汤,所以原则上这两道菜不一起点)。

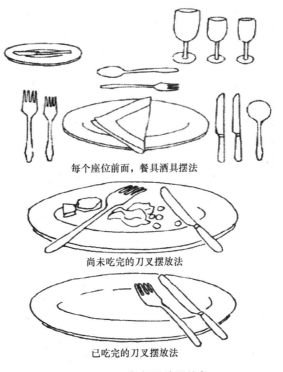

每个座位前面,餐具酒具摆法

尚未吃完的刀叉摆放法

已吃完的刀叉摆放法

图 5-11　西餐餐具使用礼仪

正式的全套餐上菜顺序是:

1）头盘:西餐的第一道菜是头盘,也称"开胃品"。开胃品的内容一般有冷头盘和热头盘之分,常见的品种有鱼子酱、鹅肝酱、熏鲑鱼、鸡尾杯、奶油鸡酥盒、焗蜗牛等。因为是要开胃,所以开胃菜一般都有特色风味,味道以咸和酸为主,而且数量少,质量较高。

2）汤:和中餐不同的是,西餐第二道菜就是汤。西餐的汤大致可分为清汤、奶油汤、蔬菜汤和冷汤 4 类。品种有牛尾清汤、各式奶油汤、海鲜汤、美式蛤蜊汤、意式蔬菜汤、俄式罗宋汤、法式焗葱汤。冷汤的品种较少,有德式冷汤、俄式冷汤等。

3）副菜:鱼类菜肴一般作为西餐的第三道菜,也称"副菜"。品种包括各种淡、海水鱼类、贝类及软体动物类。通常水产类菜肴与蛋类、面包类、酥盒类菜肴品都称为"副菜"。因为鱼类等菜肴的肉质鲜嫩,比较容易消化,所以放在肉类菜肴的前面,叫法上和肉类菜肴主菜有区别。西餐吃鱼讲究实用专用的调味汁,品种有鞑靼汁、荷兰汁、酒店汁、白奶油汁、大主教汁、美国汁和水手鱼汁等。

　　4)主菜:肉、禽类菜肴是西餐的第四道菜,也称"主菜"。肉类菜肴的原料取自牛、羊、猪等各个部位的肉,其中最有代表性的是牛肉或牛排。牛排按切割部分又可分为沙朗牛排(也称西冷牛排)、菲力牛排、"T"骨形牛排、薄牛排等。其烹调方法常用烤、煎、铁扒等。肉类菜肴配用的调味汁主要有西班牙汁、浓烧汁精、蘑菇汁、白尼斯汁等。禽类菜肴的原料取自鸡、鸭、鹅,通常将兔肉和鹿肉等野味也归入禽类菜肴。禽类菜肴品种最多的是鸡,有山鸡、火鸡、竹鸡,可煮、炸、烤、焖,主要调味料有黄肉汁、咖喱汁、奶油汁等。

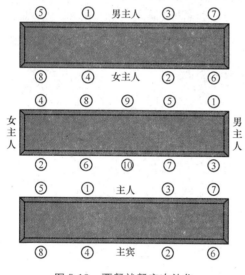

图 5-12　西餐就餐座次礼仪

　　5)蔬菜类菜肴:蔬菜类菜肴可以安排在肉类菜肴之后,也可以和肉类菜肴同时上桌,所以可以算为一道菜,或称为一道配菜。蔬菜类菜肴在西餐中称为"沙拉"。和主菜同时提供的沙拉,称为"生蔬菜沙拉",一般用生菜、西红柿、黄瓜、芦笋等制作。沙拉的主要调味汁有醋油汁、法国汁、奶酪沙拉汁等。

　　6)甜品:西餐的甜品是主菜后食用的,可以算是第六道菜。从真正意义上讲,它包括所有主菜后的食物,如布丁、煎饼、冰激凌、奶酪、水果等。

　　7)咖啡、茶:西餐的最后一道是上饮料,咖啡或茶。喝咖啡一般要加糖和淡奶油,茶一般要加香桃片和糖。

　　(3)位次问题:即使来宾中有地位、身份、年纪高于主宾的,在排定位次时,仍然要紧靠主人就座。男主人坐主位,右手是第一重要客人的夫人,左手是第二重要客人的夫人,女主人坐在男主人的对面。她的两边是最重要的第一、第二男客人。现在,如果不是正规的午餐或晚餐,这样一男一女的间隔坐法就显得不重要了,如图 5-12 所示。

　　(4)刀叉的使用:使用刀叉时,从外侧往内侧取用刀叉,要左手持叉,右手持刀。切东西时左手拿叉按住食物,右手拿刀切成小块,用叉子往嘴里送。用刀时,刀刃不可以朝外。进餐途中需要休息时,可以放下刀叉并摆成"八"字形状摆在盘子中央,表示没吃完,还要继续吃。每吃完一道菜,将刀叉并排在盘中,表示已经吃完了,可以将这道菜或盘子拿走。如果是谈话,可以拿着刀叉,不用放下来,但不要挥舞。不用刀时,可用右手拿叉,但需要做手势时,应放下刀叉,千万不要拿着刀叉在空中挥舞摇晃,不要一手拿刀或叉,而另一只手拿餐巾擦嘴,也不要一手拿酒杯,另一只手拿叉取菜。任何时候,都不要将刀叉的一端放在盘子上,另一端放在桌子上。如图 5-11 和图 5-13 所示。

　　(5)餐桌上的注意事项:不要在餐桌上化妆,用餐巾擦鼻涕。用餐时打嗝是大忌。取食时,拿不到的食物可以请别人传递,不要站起来。每次送到嘴里的食物别太多,在咀嚼时不要说话。就餐时不可以狼吞虎咽。对自己不愿吃的食物也应要放一点到盘中,以示礼貌。不应

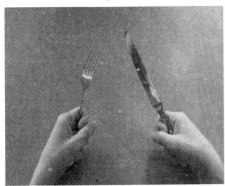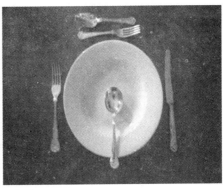

图 5-13　刀叉的使用

在进餐时中途退席,确实需要离开,要向左右客人小声打招呼。饮酒干杯时,即使不喝,也应该将杯口在唇上碰一碰,以示敬意。当别人为你斟酒时如果不需要,可以简单地说声"不,谢谢!"或以手稍盖酒杯,表示谢绝。进餐过程中,不要解开纽扣或当众脱衣,如果主人请客人宽衣,男客人可以把外衣脱下搭在椅背上,但不可以把外套或随身携带的东西放到餐台上。

考点:中、西餐宴请中的菜单与席位安排

链接

宴请类型及主要内容(表 5-4)

宴请类型	主要内容
国宴	1. 以国家元首或政府首脑的名义举办的庆典,或为欢迎外国元首、政府首脑来访而举行的宴会 2. 国宴规格最高,通常在宴会厅内悬挂双方国旗,安排乐队演奏双方国歌和席间乐,席间双方致辞和祝酒
涉外交往	涉外交往除不挂国旗、不奏国歌以及出席的规格不同外,其余安排大体与国宴相同
便宴	1. 一种非正式宴会。常见的如午宴、晚宴以及早餐 2. 便宴形式简便,除主人与主宾坐在一起外,其他人可以不排座次,不做正式讲话 3. 菜肴可酌情增减,气氛比较随和亲切,适用于日常交往和工作接待
茶会	1. 请客人品茶也是一种简便的招待形式 2. 它对茶叶和茶具的选择很讲究,有时也可用咖啡代替 3. 在我国,茶会往往配有饮料和水果,这叫茶话会 4. 气氛活跃,是国内较常见的招待形式
酒会	1. 又称鸡尾酒会,形式较活泼,以酒水为主,不设座椅,客户可随意走动,便于相互之间广泛接触、交谈 2. 适用于国内的各种交往活动以及各种开幕、开张、签字仪式和其他庆典活动
客饭	是国内各机关、企事业单位普遍采用的宴请形式,非常简朴
自助餐	1. 通常在需招待的人数较多时采用 2. 一般不排座位,客户站立而食,自由活动,随意取食 3. 食物以冷餐为主,食物与酒水连同餐具陈设在餐桌上让客户自取,也可由招待员端送
工作进餐	1. 又分为工作早餐、午餐、晚餐,指利用进餐时间边吃边谈工作 2. 在一些紧张的谈判活动中,往往因时间安排不开而采用这种形式

（三）参观游览与文艺活动

1. 游览活动　游览活动可以增进友谊,加深互相了解。主持参观游览应做的工作主要是:根据来访目的、性质及客人的意愿和兴趣,结合当地实际情况,有针对性地选择参观游览的项目。拟定参观游览的详细计划,准备车辆、食品、饮料等,并告知全体接待人员和各级接待单位及早做好接待准备工作。根据来宾的身份,安排身份相当的主人陪同,并视情况安排好解说员或导游。

2. 文艺活动　在来访接待中,文艺活动既可以宣传本单位、本地的文化艺术事业的成就,也可以展现自身的精神风采。安排文艺活动,应做好以下工作:

（1）根据活动的目的和来宾的兴趣、特长,安排和选定节目。

毛泽东待人

一位老教授回忆他在延安时见到毛主席的情景时说:"我去见毛主席,主席拿出纸烟来招待我,可是不巧只有一支了。我想,主席怎么办呢?他自己吸,不请客人当然不好,客人吸,主人不吸也不行。我这时就见主席把烟分成两半,给我半支,他自己半支。从这件事上可以看出主席的随和、诚恳、平等和亲切,使我很感动,终生难忘。"

（2）发出邀请,准备文艺节目说明或剧情简介,说明书或剧情简介最好用主宾双方使用的文字印成。

（3）根据客人身份安排好座位。观看文艺演出,一般以七八排座位为最佳。

（4）维持好演出秩序。一般安排普通观众先入席。主宾席客人在开幕前由主人陪同入场,入场时其他观众应有礼貌地起立鼓掌表示欢迎。演出结束,一般观众等贵宾退场后离席。

第3节　会议事务及礼仪

一、会议前期准备

案例5-7

某公司打算在某礼堂召开总结表彰大会,发了请柬邀请有关部门的领导光临,在请柬上把开会的时间、地点写得一清二楚。接到请柬的几位领导很积极,提前来到礼堂开会。一看会场布置不像是开表彰会的样子,经询问才知道,今天上午礼堂开报告会,某公司的总结表彰会改换地点了。几位领导同志感到莫名其妙,个个都很生气,改地点了为什么不重新通知?一气之下,都回家去了。

事后,某公司的领导才解释说,因秘书人员工作粗心,在发请柬之前还没有与礼堂负责人取得联系,一相情愿地认为不会有问题,便把会议地点写在请柬上。等开会的前一天下午去联系,才知礼堂早已租给别的单位用了,只好临时改换会议地点。但由于邀请单位和人员较多,来不及一一通知,结果造成了上述失误。尽管领导登门道歉,但造成的不良影响也难以消除。

问题:这个案例告诉秘书在会议准备时应注意什么问题呢?

会议是有组织、有目的地召集人们商议事情、沟通信息、表达意愿的行为过程。从信息学的角度看,会议是输入信息、加工信息、输出信息的一种方式,任何会议都有它的具体内容,即信息。没有新的信息,或者不是创造性地分析研究已有信息,会议便失去了召开的意义。同样,任何一次成功的会议,都缺少不了秘书的创造性和服务性劳动。因此,充分认识秘书人员在会议中的职责,掌握做好会议服务的方法和艺术,是秘书学的一个重要课题。

会议的种类多种多样,如按规模分,有大型会议(上千人)(图 5-14)、中型会议(数百人上下)、小型会议(数十人或数人);按时间分,有定期会议和非定期会议;按出席对象分,有联席会议、内部会议、代表会议、群众会议;按召开方式分,有电话会、电视会、广播会、网络会等。

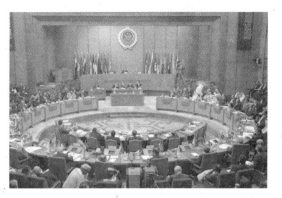

图 5-14　联合国大会

会议无论大小,从召开到结束,一般都要经过三步:会议前期准备工作;会中组织服务工作;会后总结工作。前期准备工作具体如图 5-15 所示。

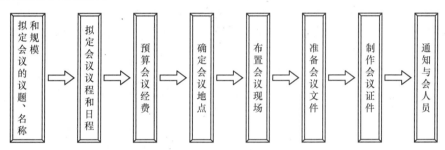

拟定和规模会议的议题、名称 → 拟定会议议程和日程 → 预算会议经费 → 确定会议地点 → 布置会议现场 → 准备会议文件 → 制作会议证件 → 通知与会人员

图 5-15　会议筹备的工作步骤

(一)确定会议议题与会议规模

议题,就是会议需要讨论研究的题目或内容。一般是先有议题,后有会议。也有先定会议,后定议题的,如工作例会。秘书人员应先询问各主管有无需要讨论的事项,做好议题收集工作,并根据问题性质、领导意图、轻重缓急及机密程度做出安排,最后请领导审定最终议题。确定议题的依据是:有切实的依据;必须结合本单位的实际;有明确的目的。根据会议的议题或主题来确定会议名称,一般由"单位+内容+类型"构成,如"安徽省第九次党员代表大会"。

依据会议的议题,本着精简效能原则来确定会议规模。选择会议的最佳时间,要考虑主要领导能否出席,会期的长短应与会议内容紧密联系。依据会议规模来甄选与会人员,与会人员的范围或名单要依据领导意图、会议的内容和各部门的职责来拟定,报领导审定。

(二)建立会议组织机构

召开一次会议,通常要成立相关工作小组,统筹分工,以保证会议圆满召开。一般大、中型会议都要成立大会秘书处,由一位领导担任大会秘书长,下设会务组、材料组、后勤组等。中小型会议只设会务组,组内再分工。会务人员既要做到分工明确,又要在统一领导下加强协作。

(三)拟定会议议程与日程

会议议程,是指会议讨论问题的程序,即通常把会议所要通过的文件、所要解决的问题冠以序号清晰地表达出来。会议的日程,是指各项议程的时间排列。议程通过日程来体现。重要会议的议程要经过大会通过。会前要把议程与日程打印出来。

（四）准备会议文件

会议文件包括会议正式文件、会议参考文件、会议阅读文件等。会前能否准备好文件，特别是准备好会议的主要文件，对开好会议有着至关重要的影响。会议文件一般不宜过长、过多，特别是经验交流会的典型材料，要真实简短，同时要有使人听后"看得见，摸得着，跟着学"的感染力。为了确保会议文件的质量，提高会议效率，办公室人员应于会前审核文件，然后提交领导。会议文件应事先打印好，文件印刷的份数要比预计份数多。文件要在与会人员报到时发出，不要等到开会时在现场散发，以免影响会场秩序。

（五）布置会场

会场是会议的主要活动场所，要依据会议规模和性质进行布置。对履行法定程序的会场要布置得庄严，对表彰性质的会场要布置得热烈喜庆。不管大型会议还是小型会议，报告人一般在自己的座位上讲话。作为办公室人员，不论布置哪种形式的会场，都必须注意：代表席要靠拢，一方面表现出和谐的气氛，另一方面也便于讨论问题。会场是否挂横幅等，应根据会议内容和需要，得到领导同意后执行。此外，会场的音响效果、照明设施、录音录像设备、空调设备、文具、桌椅、茶具等必备用品也要准备齐全，在会前要核查各类设备性能，确保能正常使用。会场布局如图5-16所示。

（六）安排食宿

凡要连续几天集中食宿，并且邀请外地人员参加的会议，要热情做好接待工作。要根据出席会议的名额，提前编定住宿分配方案，当人员抵达就可以立即安置。在住房安排上，要尽量考虑相关人员的生活习性，对领导和年老体弱的同志应适当照顾。会议期间的餐饮要有专人负责，保证与会人员饮食安全。

> **链接**
>
> **某公司销售会议议程表**
>
> 1. 推选销售部经理的人选
> 2. 年度销售活动的总结
> 3. 有关销售问题的发言
> 4. 下一年度销售目标
> 5. 销售人员的招聘和重组

（七）制发会议通知

会议各项准备工作基本就绪，开会时间地点也已确定，就要及时发出会议通知。一般会议通知的内容包括：会议的名称、目的、时间地点、出席人员、材料或情况准备、注意事项、主办会议的单位等。通知的方式有：发文、发邮件、电话通知等。电话通知也要写成文书材料，通知对方做好记录并复述通知事项，以防差错。

除日常工作外，对大型会议的通知应发书面通知，尽量不用电话或口头通知，因为后者有时会发生差错。做好会议通知要注意以下几点：

（1）通知的内容要简明。

（2）应先落实会场，后发通知。

（3）会议时间要具体。

（4）会议对象要考虑周详：该参加的，方方面面不要遗漏。切忌把出席范围笼统写成"有关负责同志"，使人不得要领，或在理解上产生歧义。会议是否需要扩大范围等，在起草会议通知时都要周密考虑。

考点：会前准备工作

二、会中组织服务工作

会议期间，大会秘书或会务组要按照大会议程，协助会议主持人组织好会议的各项活动。

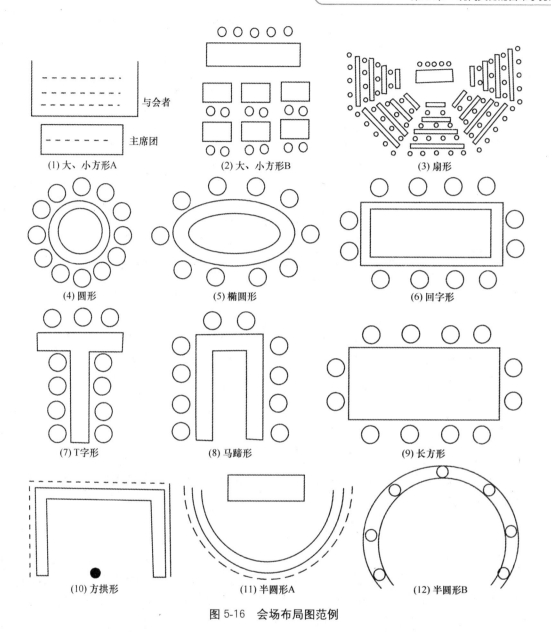

图 5-16　会场布局图范例

会中组织管理的工作步骤如图 5-17 所示。

（一）签到

签到是与会人员到会时的第一件事情。会议签到是为了准确统计到会人数,更好安排会议工作。有些会议只有达到一定人数才能召开,否则会议通过的决议无效,因此,会议签到是一项重要的工作。与会人员在会议工作人员预先准备好的签到本上签署自己的名字,表示到会。秘书统计好与会人员到会情况后及时汇报大会主持人。

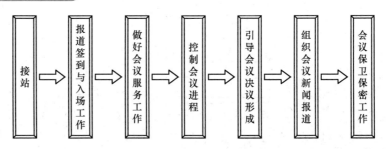

图 5-17　会中组织管理工作步骤

出席会议情况报告表范例（表5-5）

表 5-5　出席会议情况报告表范例

会议名称	召开单位及主持人	应到人数	实到人数	批示
会议时间	重要出席人员	列席人员	缺席人数	请假人数
地点		报告人：　　　　　　　　　　　　　　年　　月　　日		

（二）引导就座

大多数会议，与会者的座位都是事先安排好的，与会者应该坐到自己的座位上，或者将会场划分为若干部分，以部门为单位集中就座。参加会议的人员可能并不熟悉会场，因此，会议工作人员要引导座位。为减轻会议工作人员的负担，可以采用印刷"座次表"，在会场上设立指示标记，在签到证或来宾证上注明座次号码等方式。还可设座位标志，摆放名签，也可以由会务人员做必要的引导。

（三）分发文件

一般在签到时发放会议文件。对需要针对不同单位分类发放的文件，应安排与会者分别签到领取。会议期间分发文件必须及时，尤其是简报，临时产生的会议讨论稿等文件也应及时发放。分发时要注意准确性、保密性以及登记手续完整无误。

（四）掌握会议进展情况，维持会场秩序

会议进行期间，要制止无关人员进入会场，保证会议安全、机密、无干扰；同时，秘书要随时把会议的进展情况、与会人员的建议和要求汇报给负责人员；同时也迅速向各片各组传达领导有关开好会议的意见和其他事宜。

（五）做好会议记录

会议不论规模大小，都应有会议记录，真实、客观地反映会议的内容和进程，为日后分析、研究会议的内容提供依据。会议记录是重要的文字档案材料，也是快报、简报、纪要的重要原始素材。会议记录要求真实、准确、完整，不得随意增减，要忠实于原话，保持风格，段落清楚，文字准确。一般情况下，会议记录有摘要记录和详细记录两种。

摘要记录采用汉字直接记录,日常会议、一般会议用文字做简单记录即可。详细记录要求有言必录,包括发言中的插话等,都要有详细记录在案。这种记录有的采用符号速记,有的采用录音设备,会后根据录音整理记录,有的也是两种兼用。详细记录一般用于特别重要的会议,对高层领导的重要发言,应做速记或录音,以便做好传达工作和文献保存。

考点: 会中服务工作

（六）会议后勤服务

会议期间,秘书或会务人员要准备好会议必需用品,如笔、墨、纸等,随时保障供应;保证会场光线、卫生;准备好茶水饮料,随时为与会人员添上;准备好摄影器材以做宣传留念之用。

三、会后总结工作

（一）离会工作

会后工作步骤如图 5-18 所示。

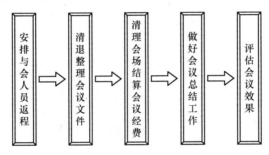

图 5-18　会后工作步骤

会议结束后,秘书人员要抓紧时间组织有关人员收拾清理会场,归还借用物品,保持会场原貌。如发现与会者遗失物品,应及时联系归还。做好与会人员的返程工作,对贵宾要先送。会期较长的,在会前或会中秘书人员应做好车船票的预订工作,对需送行的要安排好交通工具。

（二）整理编写会议文件

对会议所做出的决策,秘书人员应根据会议记录和会议最后决定事项,及时、准确地拟出会议决定、会议简报、会议纪要等文字材料,报有关领导审核。需要正式印发的及时印发;需要公开发表的交付新闻单位发表;需要承办、转办的及时交付有关人员归口处理。根据保密规则,对需要回收的文件及时回收。

（三）归档总结

会议结束后,收齐会的整套文件材料,包括通知、讲话和会议决议等,按档案管理的规定整理归档。秘书人员要及时回顾会议的组织情况,总结经验,吸取教训,及时发现和弥补工作中的疏漏,为日后更好地工作积累经验。会议文件立卷工作基本程序如图 5-19 所示。

（四）催办

会议中的决议事项,要跟踪落实。如果不催办,部门可能将应及时办理的事项拖延甚至忘记。经常催办不但可以避免这种拖延,而且可以及时向领导汇报决议执行情况。催办应形成一定的制度,专人专责,完成为止。

考点: 会后总结工作

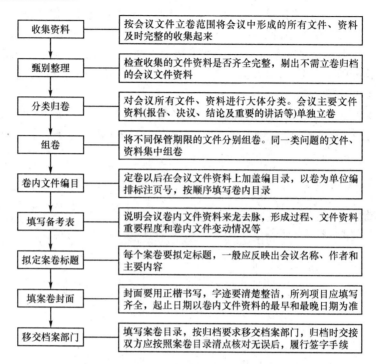

图 5-19　会议文件立卷工作基本程序

第4节　调查研究

调查研究范例

试论护士个性特征与心理健康水平关系的调查研究

作者:张莹　杨秋月　刘聪颖

关键词　护士　个性特征　心理健康　艾森克个性问卷　症状自评量表

护理工作是整个医疗卫生工作的重要组成部分,在当今竞争日趋激烈的医疗市场中,护理质量的好坏直接反映了医疗水平的高低。心理健康是一个人可以依赖的最重要的内在资源,护士心理健康水平影响着整体护理的质量,从而直接影响患者的治疗和康复效果。因此,护士的心理健康维护是十分重要的。为了研究目前护士的心理健康状况,我们对北京市某5家三级甲等医院的147名护士的个性特征与心理健康水平进行了调查分析,旨在为提高护士心理健康水平提供参考依据。

1　对象与方法

1.1　研究对象

2008年12月至2009年2月,本研究采用方便抽样的方法,抽取北京市某5家三级甲等医院147名护士,其中男8名,女139名,年龄19~54岁,平均(29.48±6.81)岁,其中30岁以下90名,30~40岁42名,40岁及以上15名;学历:中专17名,大专104名,本科26名;职称:护士60名,护师67名,主管护师20名;婚姻状况:已婚82名,未婚65名;工作科室:手术室45名,内科13名,儿科8名,外科20名,眼科11名,特需病房8名,急诊13名,ICU(重症监护室)29名。

1.2　方法

1.2.1　调查工具采用艾森克个性问卷(Eysenck Personalitg Questionnaire,EPQ)对护士的个性

特征进行测试,此问卷包括:神经质维度(N)、内外向维度(E)、精神质维度(P)和掩饰性维度(L)4个分量表。具有良好的结构效度和信度。每个项目只回答"是"与"否",每题1分,①N量表:测量情绪的稳定性。②E量表:测量性格的内、外向。③P量表:单极量表,即只有P分高时才有意义,P分低被认为是正常。④L量表:原本为一个效度量表,测量回答问题的真实性,同时,它本身也代表一种稳定的人格功能。

1.2.2　调查方法采取方便抽样的方法。于2008年12月应用自编一般资料调查表、SCL.90和EQP对北京市某5家三级甲等医院的护士进行调查。共发出问卷165份,回收问卷152份,有效回收率92.12%,剔除问卷或调查表填写不全者,有效问卷共147份,有效率为89.09%。

1.2.3　统计学方法数据采用SPSS11.5统计软件包进行统计学分析,统计方法采用t检验与相关分析。

2　结果

2.1　护士个性特征评分与全国常模比较

护士个性特征评分与全国常模比较,护士内外向量表得分高于全国常模,掩饰性量表得分低于全国常模,差异具有统计学意义(均$P<0.01$)。

2.2　护士SCL.90评分与全国常模比较

护士SCL.90评分与全国常模比较,护士的心理健康状况与全国常模比较在躯体化、人际敏感及精神病性方面,差异具有统计学意义(均$P<0.05$)。

2.3　护士个性特征与心理健康的相关性分析比较

护士个性特征与心理健康的相关性分析比较,个性特征中神经质和精神质得分高的护士心理压力大,心理健康水平差,差异具有统计学意义(均$P<0.05$)。

3　讨论

3.1　个性特征与国内护士常模的比较分析

结果显示北京市三级甲等医院的147名护士的内外向量表得分高于常模,倾向于外向人格。典型的外向者主动性强、情感外露、热情大方、善于社交、乐观随和、喜冒险,表明外向个性的护士社交的主动性较强。但同时护士掩饰性量表得分低于常模,提示护士不善于抑制和调整自己的需求、愿望和情绪,顺应性和容忍性差。由于个性是个体由遗传和环境所决定的实际和潜在的行为模式的总和。这说明本组护士的性格中本身就存在着很大的矛盾性,有可能是工作压力大、护患关系紧张以及家庭等多方面环境原因所造成。同时也说明护士的心理调节能力差,缺乏正确的健康心理指导。护理管理者要因人而异,对护士适度授权并委以重任,一方面可以提高护士对工作的满意度;另一方面也可以提高护士自身的自信心。还可以定期对护士进行人际关系、社会技能、自信训练、时间管理等培训,引导护士正确对待压力,合理地宣泄消极情绪,提升积极情绪。

3.2　护士心理健康水平与国内护士常模的比较分析

结果显示,北京市三甲医院护士的心理健康状况低于一般人群,突出表现在躯体化和精神病性两方面。这可能与护士的工作性质有关,护理工作的严谨性、细致性、重要性,需要她们注意力高度集中,导致精神高度紧张,而且工作处于长时间高度的应激状态,研究表明,长期慢性应激可导致皮质激素水平升高,使人产生焦虑、抑郁、敏感等不良情绪;另外,长时间的颈椎前屈体位站立或弯腰进行操作,则容易产生躯体疲劳不适。管理者对下属的沟通管理可以进行人员优化组合以及科学、合理的分工;同时改善工作环境,增加护士编制,适当增加护士待遇,并按责任大小、任务轻重、工作环境的优劣等具体情况在报酬上拉开档次,调动护士的积极性,变压力为动力,提高护士的心理健康水平。

3.3　心理健康状况与个性特征的相关性分析

结果显示,个性特征中神经质(N)和精神质(P)得分高的护士心理压力大,心理健康水平差。神经质(N)分高的护士情绪不稳定,表现为焦虑、紧张、易怒,敏感多疑,对各种刺激反应过多强烈,易冲动,具有攻击性,又或是郁郁寡欢、忧心忡忡,有强烈的情绪反应,以至出现不够理智的行为,心理状态差。神经质(P)分高表现为孤独,不关心他人,难以适应外部环境,不近人情,感觉迟钝,与他人关系不佳,喜欢寻衅闹事,心理健康水平差。掩饰性(L)量表分与 SCL.90 各因子平均分之间均呈负相关关系,这似乎可以说明 L 量表分越高护士的心理健康水平越好,其实这是一种假象。L 量表属掩饰量表,当 L 量表和 N 量表得分均高时说明被试者掩饰性高。由于掩饰性高,可呈现明乐暗悲的矛盾心理。她们在人前往往表现乐观、豁达、开朗等,但其内心可能极度悲伤或绝望,不善于表达和疏泄自己的负性情绪以及情绪不稳定。

护士职业责任大、工作繁重、地位低、护患关系紧张等,使护士无法适应内在与外在因素所带来的压力,处于不平衡状态,这种状态持续一定时间就会导致心身疾病的发生,心理的疲惫可导致工作无成就感。工作压力会使护士产生工作疲惫感,最终影响护士工作质量,削弱团队的力量。医学实践证明,人格特征与心理健康的关系最为密切。良好的人格特征是心理健康的基础和标志,不良的人格特征本身就是一种心理不健康因素,也是许多心理疾病的根源。医院应该重视护士身心健康,定期评估护士的压力状况,及时获取信息,及时消除护士工作中的压力。

4 小结

有报道表明,持续焦虑影响到个体的心理健康。护理人员的心理健康水平直接关系到护理质量。随着以患者为中心的护理观念的更新。现代护士应具备的心理素质是:有效的职业行为,保持稳定的情绪,良好的性格,敏锐的观察能力,有效的护患沟通技巧等。心理健康的个体能够合理利用周围的环境资源去较快地适应社会,人格完整,能有效地发挥自身的潜能,心理、情绪之间有动态的积极协调过程。护士的心理健康水平受其个性特征的影响,良好的个性特征对于维护护士的心理健康具有重要的意义,而健康的心理也会提高护士的护理质量。因此,有必要从管理和个人的角度注意消除护士的工作压力源,减轻护士工作压力,让护士走出亚健康状态。

调查研究,是指人们在社会实践中,通过一定的途径和方法,对客观事物进行观察和了解,以获得关于该事物的各种材料,再对材料进行科学分析研究,以认识事物本质和发展规律的一种自觉的行动。

调查研究是从事秘书工作的基本功,秘书要有效地辅助管理,充分发挥参谋和助手的作用,就必须善于做好调查研究工作。因为调查研究是人们了解情况、认识事物、掌握政策的基本方法,是实行科学管理的前提。通过调查研究,可以直接掌握和亲身感受"第一手"材料,这样了解到的情况往往比间接材料更符合实际、更有价值,基于此而对实际情况进行的分析才更深入、透彻。

一、调查研究的特点和内容

秘书的调查研究具有针对性、多样性、突击性和科学性等特点;秘书调查研究的内容有政治性、政策性、专业性及热点问题等;秘书调查研究的形式丰富多样,因此,秘书可灵活运用。

(一)调查研究的特点

调查研究是围绕某一专题所进行的专项调查,因而具有很强的针对性;调查研究的内容涉及社会生活中的各个领域,调查的方式方法多种多样;调查研究还具有一定的突击性,尤其是针对某些特别事故或现象的调查;调查研究具有严格的科学性,任何一个结论都必须是来源于真实的材料所做的严谨推论。

（二）调查研究的内容

秘书调查研究的内容是多方面的,不同行业、岗位的秘书,调查研究的内容就有所不同。一般情况下,秘书的调查研究内容大体分为以下五类,如表5-6所示。

表 5-6　秘书的调查研究内容

秘书调查研究的内容	具体内容
政策性调研	了解调查对象对实施有关规章制度的意见、对某些法律、法规、制度的贯彻落实情况,为领导和有关部门提供依据和反馈信息
基本情况调研	通过对各机关、单位的基本情况的调查,了解情况,以减少工作的被动性,增强工作的主动性
经验性调查	对先进单位或个人的成功经验进行的调查,树立榜样,学习先进,指导和推动各项工作
专题性调研	对当前工作中的突出问题或主要矛盾进行调查,了解事实,查清原因。如有关事故、事件的调查
舆论热点调研	是针对基层所关心的舆论热点以及带有倾向性、显露"苗头"问题的调查,为领导提供"以小见大"的启示性信息

二、调查研究的程序

（一）准备阶段

凡事预则立,不预则废。准备越充分,考虑越周密,在调查研究的过程中就越少出现偏差。准备阶段具体可分为以下五个环节。

1. 明确调研题目　只有调研目的明确、调研题目确定,才能避免泛泛而论,才能围绕目的把调查事项落实限定为具体事项,起到事半功倍的效果,否则只会浪费人力、物力、财力。

2. 选配调研人员　调研人员选配得当,才能发挥团队的效能。如果集体调查,应考虑人员中应有熟悉情况的"老手",有长于采访、记录、统计、写作的人员等。时间允许,应进行适当培训,明确责任和要求,统一认识。

3. 准备相关信息资料　调查之前,应对被调查对象进行一定的了解,收集好相关信息:

1) 有关调查对象的理论、政策:如进行农村医疗保险的调查,就必须了解国家关于医保的政策方针。

2) 有关调查对象的业务知识。

3) 有关调查对象的历史资料。

4. 编制调研计划　调查之前要制订具体的调查计划,内容包括:目的要求、具体项目及重点、范围、地区、对象、方式方法、步骤和进程、时间安排、组织分工、物资准备等。

5. 设计必要的调查问卷和表格　调查问卷是进行调查研究的一个常用工具,在调查进行之前,就要依据调查目的、调查对象、设计合理的调查问卷,科学发放。

（二）调查实施阶段

这是调查研究过程中最重要的阶段,它的中心任务是收集信息资料。调查结论正确与否,研究成果有无意义,在很大程度上都取决于这个阶段的工作情况。此阶段工作可分为三步:联系确认调查对象、实施调查、阶段性小结并复查验证调查结果。

（三）研究分析阶段

主要包括四个工作环节：对调查材料的取舍、审定、核对；分类整理，将初级信息通过技术手段转化为高层次信息；利用科学准确的研究方法，对调研内容进行分析统计；形成研究成果。

三、调查研究的主要形式

对调查研究形式的介绍很多，又各有各的说法，如图 5-20 所示。下面按照不同的标准分别进行简单介绍。

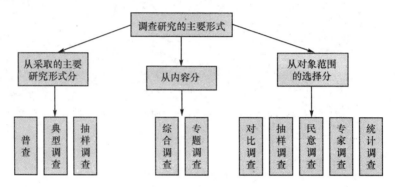

图 5-20　调查研究的形式

四、调查研究的方法

秘书的调查方法多种多样，如文献调查法、实地观察法、访谈调查法、问卷调查法、实验调查法等；秘书研究的方法也丰富多样，如定性定量研究、分类比较、综合分析、系统研究方法等。秘书须全面掌握、灵活运用这些方法，才能获得高质量的调查研究结果。

（一）调查的一般方法

1. 个别访谈法　根据调查需要，选择单一调查对象进行采访、询问，了解情况。个别访谈的关键是选准访谈对象并拟好访谈提纲，要选好访谈地点并注意谈话的态度和语气。

2. 集体访谈法　根据调查需要，选择若干调查对象，组织目的明确的会谈。开会的关键：一是要组织充分，使会议紧凑切题；二是对象要选择恰当、准确，参加座谈的都能畅所欲言，毫无顾忌，又真实可信。

3. 现场观察法　调查者亲临实际，亲自感受现实情况的方法。有参与式和非参与式两种，前者是深入到一个单位蹲点，实地观察，以获取丰富而又真实的第一手材料；后者是在被调查对象没有察觉情况下的观察。

4. 问卷调查法　实质是调查者以问卷或表格为介质，最大范围地对调查对象进行一次单向的个别访问。关键在于问卷和表格的设计：调查目的要明确；同时要讲究询问方式和询问艺术。有封闭式和开放式两种形式。

5. 实验调查法　适当控制某些条件，使一定的社会现象发生，以揭示其产生的原因或规律的方法。此方法的关键是控制外界环境。

6. 文献档案资料调查法　查询翻阅现成的档案资料和有关信息，了解掌握调查对象的背景和现实情况,实质是直接采用高层次信息,指导和保证调查工作的进行,注意:文献调查所得只能作为调查先导,不能作为结论。

除了以上较常见的调查方法,近年来还出现了一些新颖的调查方式:

7. 头脑风暴法　头脑风暴法(Brain storming),指无限制地自由联想和讨论,其目的在于产生新观念或激发创新设想。在调查研究中常用来收集、比较各种方案,对防止思想僵化、主观臆断有一定作用。

8. 网络调查法　网络调查法也叫"网上调查法",指通过互联网按照事先已知的被调查者的 E-mail 地址发出问卷、收集信息的调查方法。网络调查具有自愿性、定向性、及时性、互动性、经济性与匿名性。

(二)研究的一般方法

对调查所得的材料进行"去粗取精、去伪存真、由此及彼、由表及里"的改造制作过程就是分析研究的过程。在分析研究的过程中,要对调查所得的材料站在较高的角度去"俯瞰",而不能陷入材料中;要树立实事求是的观点,不可先入为主,客观求实;在分析研究时要用联系发展的眼光看问题,注意创新。研究的一般方法有:

1. 归纳演绎法　归纳是由特殊到一般的推理;演绎是由一般到特殊的推理。在认识过程中两者是相互联系、相互补充的。归纳演绎法就是运用此种逻辑推理的思维形式来进行分析判断。

2. 矛盾系统分析法　既对对象作矛盾分析,研究事物的主要矛盾和矛盾的主要方面,又作系统分析,从整体出发,分析事物内部各要素之间及与外部的相互联系和作用,将这些错综复杂的因素梳理成有层次的体系。从系统出发,认识矛盾,利用矛盾,解决矛盾。

3. 比较分析法　对具有可比性的事物之间单方或多方面的相互比较,发现事物的特性、实质、规律,从而找出事物间的共同点、差异处,鉴别优劣的研究方法。

4. 定性定量分析法　定性分析法也称"经验分析法",是从分析对象的性质出发,研究其未来的变化。定性分析主要依靠分析者的经验与综合分析的能力,来确定研究对象是否具有某种性质,主要解决"是不是"、"是什么"的问题。定量法是按照一定的目的和要求,采取科学的数据统计的方法,对客观事物进行分析和说明。它是一种常用的对社会经济现象进行定量研究的科学方法。

考点: 调查研究准备工作、调查方法、研究的方法

小结

现代文秘的日常工作涉及日常事务管理、来访接待、会议事务、调查研究等多方面内容,秘书工作事无巨细,每项工作的完成都关系着整个单位工作的流畅有序运转,因此对文秘的管理能力、组织协调能力、言语沟通、礼仪素养都提出了很高的要求,文秘人员只有向书本求学、向实践求知、向同事请教,在学中思、思中悟、悟中行,才能成为一个专业能力强、综合素质高的职业人士。

自测题

一、名词解释

1. 印章

2. 会议记录

3. 问卷调查法

二、简答题

1. 办公室布置应遵循哪些原则?

2. 值班人员必须具备的业务能力具体包括哪些?

3. 接待规格有哪些,如何确定接待的规格?

4. 中餐宴请当中如何选菜肴?

5. 如何准备一项调查研究?

三、实训模拟

1. 场景:某单位组织一次技术研讨会,你负责去机场接王教授和他的助理,然后送他们去酒店休息。模拟具体场景。

2. 小何在晚上值班时突然接到紧急电话,公司仓库发生火灾。模拟小王如何处理这一突发事故。

3. 场景:一位记者来你公司访问,要见公司的刘总经理,说是要采访公司未来发展方向的问题,而此时刘总又不在。模拟演示接待的全过程。

第6章

护理论文写作技巧及范例

护士是个神圣的职业,每年的 5·12 国际护士节(图 6-1)都似乎在提醒白衣天使们自身责任的重大。护士不仅要有爱心,更要有在护理科学上锐意进取,积极思考,善于总结,不断提高护理水平的钻研精神。这就需要积极撰写护理论文。护理论文,是以护理科学为基础,以相关学科、边缘学科的理论为指导,经观察、实践取得第一手资料(直接资料)或通过查阅文献获得第二手资料(间接资料)后,进行科学的归纳、整理及统计学处理并撰写而成的护理科技论文。护理论文有利于传递护理学科发展的动态、研究成果、经验及技术信息;有利于发展护理学理论及护理事业;有利于提高护理水平。

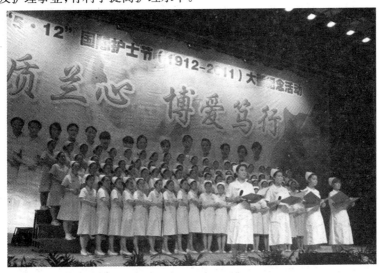

图 6-1 "5·12"国际护士节纪念活动

第1节 概 述

一、护理论文的分类

护理论文与其他科技论文一样,种类很多,可用不同的方法从不同的角度进行分类。

(一)根据研究内容或学科范畴分类

1. 基础护理论文 基础护理论文,是针对基础护理某个方面的课题进行研究和反映研究成果的学术性文章,如《静脉输液针头内回血凝集后再回输的实验研究》《静脉输液外渗后早期不同处理方法的比较》等。

2. 临床护理论文 临床护理论文,是针对临床专科护理中的某个问题进行研究或反映

103

研究成果的学术性文章,是提高临床护理水平,促进护理学向深层发展的重要手段。是目前护理论文中数量最多的一类论文,如《常温下温血灌注心内直视手术的护理配合》《肝硬化合并上消化迫出血患者静脉输液中的细节护理》《剖宫产术后寒战的相关因素分析及护理对策》等。

3. 护理管理论文 护理管理论文,是阐述护理管理者在护理行政、业务管理和教育管理中的经验及管理方法,反映出护理管理水平的高低和成果大小,如《关于医院供应室的建筑与布局的探讨》等。

链接

样本选取的方法

在行为科学研究中,样本选取的方法包括概率抽样和非概率抽样两大类。其中概率抽样主要包括简单随机抽样、分层随机抽样、按比例分层随机抽样、整群抽样;非概率抽样主要是便利抽样。

4. 护理教育论文 护理教育论文,是表述护理教育成果的论说性文章,如《临床护理教学中的伦理问题与对策》等。

5. 心理护理论文 心理护理论文,是表述在心理护理方面研究成果的论说性文章,如《住院精神患者心理需求调查》《群体心理因素对〈急救护理学〉教学的影响》等。

6. 其他护理论文

(1)社会护理论文:社会护理是从护理学角度出发,运用社会学的分析方法,研究社会因素与健康和疾病的关系,护理与社会的相互作用关系是一门综合性应用学科。社会护理论文正是反映这门学科在研究成果、经验教训、实践过程等方面情况的学术文,如《精神科护理潜在的法律问题》《举证责任与护士的证据意识》等。

链接

SPSS 浏览

SPSS 是 Statistics Package for Social Science 的英文缩写,它最初是由斯坦福大学的三名学生于1968年开发的统计软件分析系统,并基于该系统于1975年在芝加哥成立了 SPSS 公司。经不断更新和完善,该软件目前是国际上最著名和使用最广泛的统计分析软件,其统计分析功能十分强大,能完成许多简单与复杂的数据分析过程。

(2)中医护理论文:中医护理是以中医理论为指导,研究和阐明人类疾病的康复、养护、预防和保健的一门综合性应用学科。它既是中医学的组成部分,又是护理学的重要分支。中医护理论文是针对中医护理中某个问题进了研究或描述研究成果的文章,如《老年冠心病心绞痛的中医护理 80 例临床分析》《陈皮木香水预防术后腹胀 184 例观察》等。

(二)根据论文体裁分类

1. 论著 论著是护理论文的标准形式,也是各种学术期刊和学术会议采用的主要体裁。它是总结护理方面的理论研究、临床实验研究等方面成果而撰写的学术论文,如《儿童情绪不稳定及其影响因素的研究》《母乳喂养自信心在护理实践中的应用》等。

2. 报道 报道类文章是通过观察或实践,对罕见的或有特殊意义的病例、护理器械改革、护理技术、操作经验、体会等具体事实予以展露,通过交流,供同行借鉴、分析、探讨,如《1 例心肺联合移植术患者的护理》《自制充气式甲状腺手术体位垫》等。

3. 讲座 护理讲座是综合护理某一专题研究领域的基础知识和先进技术及进展的文稿。作者需对该专题有较广泛深入的研究和较深的造诣。讲座比一般的护理论文内容要丰富、广泛、全面、具体,如《医院护理管理》《科研设计与护理论文撰写》等。

4. 综述 综述是采用他人的论文和著作等分散的第二手资料,经分析、整理、归纳、综合而成的文章。它反映了某一专题在一定期间的进展情况,汇集了这一专题的新进展、新水平及发展动态。作者还要提出自己的观点,对收集到的材料在精读的基础上,从方法上、理论上提出有无缺点、错误,使综述"古为今用",把专题内容提高到应有水平,如《腹腔感染的外科护理进展》《心血管疾病护理学新进展》等。

5. 文摘　护理文摘是把有关护理的科技论文的要点以简短的文字表达出来。具有文字少、信息容量大的特点,便于交流和检索。

(三)根据研究方法或性质分类

1. 实验研究型　实验研究型护理学论文是利用科学的实验方法获取客观数据,经整理、分析、讨论、撰写而成,如《透析高血压患者的动态血压监测及护理观察研究》等。

平均数的差异性 t 检验

我们常常需要对两个或更多个总体参数之间的差异性进行分析,对总体分布形态及其他特征进行考察等,这就要用到假设检验。假设检验的基本任务就是利用样本数据及其相互关系,检验关于总体参数或总体分布形态的某些假设是否合理,确定建设的可接受程度。

单样本平均数的显著性检验,主要考察单个样本的平均数与特定总体平均数间是否具有显著差异;两个样本平均数差异的显著性检验,主要是通过样本平均数之间的差异来推断两个样本所代表的总体是否存在显著性差异。

2. 调查报告型　调查报告型护理论文是以对现场调查的方法取得数据,经整理、分析、讨论、撰写而成。其特征是对所研究对象不采取人工控制的方法,通过调查获得客观真实的资料并得出结论,如《手术患者住院健康教育需求调查分析》等。

3. 经验体会型　经验体会型护理论文是以总结临床护理经验、体会为主,通过介绍,达到交流经验、提高护理水平的目的。其特征是紧密结合工作实践,临床资料丰富,写作方法灵活,如《气管切开患者适时吸痰的临床体会》等。

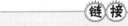

方差分析

在医护科学研究中,常常要对三四个甚至更多的数据样本同时进行差异的显著性检验,这就不能直接用 t 检验方法,而是要用方差分析方法。方差分析的基本原理是:先计算多个数据样本总的变异量,将其分解为各个研究变量的变化效应(包括主效应和交互效应),并与随机误差的方差相比较,研究变量的效应方差是否达到了显著性水平。至于分解后剩余的部分则叫"残差",残差是研究变量之外的因素引起的变异量。

考点:掌握护理论文的分类

二、护理论文的特点

(一)科学性

科学性是护理学论文的特点,也是护理学论文的生命和价值。护理论文的科学性主要体现在:

1. 研究态度的科学性　以科学的态度进行科学研究是护理论文科学性得以保证的前提。科学的态度就是实事求是的态度。尊重科学就是尊重生命应该以严肃的态度、严谨的学风、严密的方法开展研究活动。

2. 研究方法的科学性　研究方法的科学性,就是先用归纳,再用演绎,不能反过来,要从大量具体的材料中去归纳,从个别到一般。以归纳为基础,再作分析,最后得出结论。对结论还要多设疑问,反复思考论证。凡是先有结论再找材料的研究,都是反科学的研究方法。

有趣的卡方（χ^2）检验

　　1936年，乔治·盖洛普凭借民意调查的方式成功地预测了美国总统大选的结果，此后，民意调查成为美国以及其他许多国家政治和经济生活中常用的信息获取手段。毫无疑问，通过民意调查获得的资料主要是计数资料，那么如何分析这些计数数据才能从有限的样本调查推断广泛的民意呢？卡方检验正是处理这些计数资料常用的、有效的方法。χ^2检验是最常用的非参数检验方法，它实际上是一种差异性检验技术，即对观测样本中的次数分布形态与某种假设或理想的次数分布形态的差异性进行检验，或是对不同样本间次数分布的差异性进行检验。主要包括适合度检验和独立性检验。

　　3. 内容的科学性　护理学论文内容的科学性，体现在论点正确、概念明确、论据确凿充分、推理严密、语言准确。护理论文的论点，即护理研究的成果结论，这个结论应能反映客观事物的本质规律，揭示客观真理，符合客观实际，经得起实践验证，经得起推敲和逻辑推理。概念是科学思维的细胞，护理论文中的概念，其外延和内涵都应具有明确性、准确性和确定性。

　　4. 表达的科学性　首先是所阐述的知识、理论的准确性。不夸大也不缩小，不溢美也不彰恶，不故作深奥，不装腔作势。反之，也不因表达低劣而把科学的内容弄得让人无法明白；其次是结构的清晰严谨，不搞花架子，不追求无谓的生动和变化；第三，语言精确、明快、庄重。一般情况下，不使用象声词、儿化词、感叹词和语气词。

　　（二）学术性

　　护理学论文的学术性主要体现在：

　　1. 选题具有很强的专业性　护理论文以护理学科领域里的专业性问题为研究对象。繁多的科学门类、广阔的科研领域，要研究探讨的问题纷纭万象。虽然许多学科间有相通之处，并且也不断涌现新的边缘学科，但它们之间的差异是明显的，每一具体学科都有自己独特的研究对象。护理论文通常以护理专业发展进程中的问题为研究对象。

　　2. 内容富有明显的专业性　护理论文的内容富有很明显的专业性。因此，必须运用系统的护理专业知识，去论证和解决专业性很强的学术问题。

　　3. 语言专业术语化　护理学论文必须运用规范的专业术语和专业性图表符号来表达论文内容。由于护理论文的读者都是医护工作者和医护科技工作者。所以，为了把学术问题表达得更简洁、更准确、更规范，就不必迁就于非专业读者而无须避免使用专业术语或专业图表符号。

　　4. 作者修养的专业化　护理学论文的学术性，很大程度来自论文作者的学术水平。护理论文的内容具有较强的专业性决定了作者首先必须对论文所涉的学科具有较好的知识基础，必须对论题开展过系统和专门的研究。

　　（三）创造性

　　护理论文的创造性，主要由论文所表达的科研成果的创造性体现出来。科研成果的创造性主要有：

　　1. 填补空白的新发现、新发明、新理论　人类的科研活动，主要是发现活动和发明活动。发现是认识世界的科学成就，把已经存在的却未被人们认识的东西认识出来。科学发现为人类的知识宝库增添财富，使科学得到发展。发明是改造世界的科技成就，运用知识发明出对人类有用的新成果,成为直接的生产力。新理论是一种自成体系的学说,科学学说对人类实践具有巨大的理论指导作用。

2. 在继承基础上发展、完善、创新　创造离不开科学继承,有不少研究新成果是在继承基础上发展起来的。继承基础上的发展,也是一种创造。重复性的继承,不是创造,只是应用。但在应用过程中能发现其不足,提出完善的措施或技术,这也是一种创造。人类同样需要完善性的创造。

3. 在众说纷纭中提出独立见解　开展科学研究过程中,学术争鸣是不能避免的。参加学术争鸣切忌人云亦云,应对别人提出的观点和根据给以认真的思辨,并积极参与争鸣,大胆地提出自己的独立见解和立论根据。这能对活跃思维,产生科学创见做出贡献,也是一种创造性。

4. 推翻前人定论　科学事业发展的历史是不断与错误做斗争的历史,科学总是在批评中前进。由于人们在探求物质世界客观规律过程中,总是不能一下子穷尽其本质,任何学派的理论、学说,难以尽善尽美的正确。每个科学家对研究对象的认识和科学知识的来源,不可避免地存在局限性。一些前人的定论即使当时被公认为正确,但随着历史发展,科学进步,研究手段现代化等,很可能会发现这些定论存在着问题。所以对待前人的定论,既要继承,但不迷信。若发现其错误,就需要科学的勇气去开展批判,大胆推翻。推翻前人定论,同时又提出新的见解,这种有破有立的创见,是相当难能可贵的,但这需要更多的时间。有时虽然没有树立新的学说,但匡正了某种迷误,指出了某种偏颇,打破了某种迷信,校正了某种通说之误,这种只破未立的观点,同样具有创新价值。

5. 对已有资料做出创造性综合　综合的创造性体现在综合过程中发现问题和提出问题,引导人们去解决问题。当今世界,信息丰富,文字浩瀚,能对资料作分门别类的索引,已经备受欢迎,为科学研究做出了实实在在的贡献。而整理性论文,不仅提供了比索引更详细的资料,更可贵的是整理者在阅读大量的同类信息过程中,以其特有的专业眼光和专业思维,做出了筛选归纳,其信息高度浓缩。整理者把散置在各篇文章中的学术精华较为系统地综合成既清晰,又有条理的问题,明人眼目。这就是创造性的综合。

(四)理论性

1. 思维的理论性　是研究者对研究对象的思考,不是停留在零散的感性上,而是运用概念、判断、分析、归纳、推理等思辨的方法,深刻认识研究对象的本质和规律,经过高度概括和升华,使之成为理论。

2. 结论的理论性　论文的结论一定是按照学者做学问的基本规则,建构在充分的事实归纳上。通过理性思维,高度概括其本质和规律,使之升华为理论。一般来说,论文的结论都具有理论价值。理性思维水平越高,结论的理论价值就越高,其理论性就越强。

3. 表达的论证性　护理论文除了思维的理论性和结论的理论性外,还必须对结论展开逻辑的精密论证,以达到无懈可击、不容置辩的说服力。护理论文以议论为主要表达方式,其理论性体现在概念、判断等组成的推理体系上,也体现在论证过程的各种表达形态上。

(五)实用性

实用性,也是实践性,是论文的实用价值,是论文的基础。护理论文的实用价值主要是看其社会效益和经济效益如何。其理论可否用于指导护理实践,能否推广应用;其方法技长是否可供实际应用,为现实所需,能否有助于解决护理实践中某个技术问题。能推动护理学科发展和提高护理技术水平的论文都是有实用价值的护理论文,所以,护理论文的实用性主要

考点:掌握护理论文的特点

体现在研究内容的实用性上。这就要求护理论文介绍的内容、材料和方法必须完整、准确,以便他人重复,能指导和帮助他人解决理论研究和实际工作中的问题。

第 2 节　护理论文的选题

选题,即选定研究的课题,更具体地说,就是解决"研究什么"的问题,明确研究的目标和范围。选题是护理论文写作的第一步,也是关键的一步。"提出一个问题,往往比解决一个问题更重要。"

一、选题的基本程序

（一）提出问题

在进行某一项科学研究之初,总是从初始意念、提出问题开始的。尽管初始意念是粗浅的、局限的,但却是非常可贵的。初始意念并不是凭空产生的,而是在理论知识与实践经验科学的基础上,通过深入分析、广泛联想、认真思考和反复酝酿形成的。提出问题、形成意念,要从所观察到的事物的细微变化出发,比较其不同之处,在不同之中提出问题。例如,自己的观察和经验与前人的有何不同;在不同时间、地点和条件下所观察的结果和印象有何不同。这些"不同""差异""矛盾"等,就是提出问题、形成意念的根本出发点。

（二）形成假说

即使有了初始意念,提出了问题,仍不是研究的课题,还需要把这种初始意念系统化、深刻化、完善化,以变成完整的理论认识,形成假说。形成假说要依靠查阅文献,查阅文献、收集信息是进行选题的重要环节,而且贯穿于护理研究的全过程。通过查阅文献从文献中了解有关课题的研究现状、进展,已解决的问题和尚存在的问题,争论的焦点及今后研究动向和趋势,使研究少走弯路,避免重复。通过查阅文献、掌握信息,为选题寻找理论上和实践上的依据,并修改完善选题,使选题有一个科学的假说和可行的手段,以符合选题的基本要求。

（三）确定手段

确定手段就是选择实验手段,包括选择处理因素、受试对象和效应指标,以便证实设想的正确与否。确定手段:一要紧紧围绕科学假说内容,达到足以证实即可,任何盲目地追求高、精、尖都是脱离实际的,要力求用简便的手段达到证实较高的科学假说内容;二要构思合理、巧妙,选择实验手段要从科学逻辑上考虑和推敲,使观察的实验内容真正反映假说内容,效应指标与处理因素之间有实际性联系,有充分理由说明指标能真正反映效应。

（四）确立题目

在科学假说已经形成、实验手段已经确定之后,再对所研究的问题的假说和证实这一假说的手段加以概括,即可形成题目。所以,一个研究题目一般要反映三个组成因素及其关系,即研究方法、研究对象和研究目的或处理因素、观察对象和反应效应及它们之间的关系。主题越具体、越明确越好,说明研究者的科学思维清楚;题目的假说越集中,实验对象、使用方法手段和采取的指标之间的联系和因果关系越明确,预期的效果则越可信,回答的问题则越深刻。

二、选题的基本方法

（一）从护理实践中选题

护理实践是护理知识和护理技术不断丰富和发展的基础,也是护理学产生和发展的基本源泉和动力。在护理实践中,仍有许多迫切需要去解决、去探索、去研究的问题,也有许多需要进一步完善和提高的技术和方法,也有随着社会发展和护理实践进步过程中出现的新问题需要寻求正确的解决办法。例如,在临床护理中,有许多护理措施是来自于经验或习惯,在尝试及错误中,护理知识得以修正、积累及传播,但这并不代表所有惯用的护理措施和方法都是正确和科学的。

如果在日常的护理实践中,注意观察和分析各种常用的护理措施和方法,注意从中发现问题和反常现象,并善于对惯常措施和方法进行质疑,就可以发现很有价值的选题。如果以此开展探索、研究,就可以改进、提高和完善某种临床护理的措施和手段,其探索、研究成果也就可以很好地服务于护理实践。如某一护理工作者在临床上发现白内障患者在手术后,容易出现呕吐现象,女性患者较男性患者更为有明显。白内障手术后呕吐,会增加眼压,并会影响伤口愈合。为此,开展白内障患者在手术前后护理方式和方法的研究,提出适合此类患者的手术前后的护理对策。

(二)从学术交流与争鸣中选题

对同一现象、同一问题,存在着不同的观点和认识,甚至为此产生激烈的争论,这是科学研究常见的现象,也是启迪人思考,推动科学发展的重要动力,同时也是人们选择研究课题的重要途径。因为从学术争论的焦点中,可以使人更加明确需要深入研究和完善的理论问题,许多科学家、理论家的研究就是从争论的问题开始的。学术交流是人们把自己对某学术问题的研究,包括研究方法、结果与存在的问题向同行介绍、互相争鸣和学习的过程。

学术交流与争鸣对选题具有重要作用,研究人员可根据交流中提出的问题或争鸣中谈及的某些事实与理由,抓住问题,发现问题,并从中选定自己的科研课题。护理人员参加各种学术讨论、学术讲座、学术会议和疑难病例讨论,是直接参与学术讨论、争鸣和交流的最好机会,也是聆听各种意见和见解、启迪灵感的最佳环境。也许在这里就可以找到适合自己,并且是自己非常感兴趣的选题。

(三)从收集的文献中选题

护理研究课题来自于护理实践,同时也来自于文献,从收集的文献中选题也是护理论文选题的重要途径之一。文献中已有的知识也只能是相对真理,因为一些科研工作者在研究过程中发现的问题,限于当时的科学技术水平、理论知识;或限于其所处环境、研究条件;或限于其专业知识结构,是无法得到圆满解决的,因此有必要进一步深化和加以挖掘。护理工作者,在阅读文献时,若发现文献所述与护理实际工作不相符,或针对同一现象各类文献有不同结论和观点的时候,尤其是国外的文献资料与我国文化民情有差异的时候,一定要认真思考和研究,从中探寻适合自己研究的课题。另外,文献查证可了解当前护理研究的趋势、重点、主要课题,阅读他人的研究成果,可以使我们了解未来相关研究的发展方向,将更有助于我们确立研究方向,紧跟时代和理论发展的方向选题。

(四)从边缘学科交叉发展中选题

当今科学技术发展异常迅速,新理论、新技术和新方法不断涌现,各学科之间的相互渗透也日益加强,人类的知识体系呈现出大分化、大融合的状态。不同学科之间相互碰撞、相互渗透,促进了科学的进步与发展。正如碰撞容易产生火花一样,学科间的"碰撞"也将产生许多多多的新课题。如心理学与护理学融合后,给临床护理的方式、患者心理状态的研究、护理工作任务等都增加了新的内涵。近年来受到重视的"临终关怀护理",涉及医学、护理学、心理学、社会学、法学等多学科内容。

考点:掌握护理论文选题的基本方法

第3节 护理论文的基本格式

为了简明扼要、客观地表达研究结果,阐明作者的观点,护理论文需要按一定的格式撰写。所以,护理论文格式是论文的骨架,是论文内在逻辑的视觉化。护理论文的撰写格式可分为三个主要部分:

1. 前置部分 包括文题、作者及单位署名、内容提要、关键词。

2. 主体部分 包括前言、正文(材料与方法、结果、讨论)、结论、致谢、参考文献,有的还需要英文摘要。

考点: 掌握护理论文的基本格式

3. 附录部分 包括图表、照片和作者附言。

前置部分是论文的总纲,撰写应提纲挈领、言简意赅;主体部分是论文的核心,论文的科学性主要由这部分来体现;附录部分是论文主体的补充项目,与正文有关的补充资料,并非必需。

一、文 题

文题又称篇名、题名、题目、标题等,位于全文之首,是读者认识全文的窗口。文题文字虽少,作用却极为重要,是对全文内容的高度概括。

(一)写作要求

1. **醒目** 读者查阅文献首先接触的是文题,并据此决定是否需要阅读全文。所以,文题必须鲜明醒目,突出论文主题,尤其是要突出论文的创新性和具有特色的部分,以吸引读者的兴趣。文题好比论文的眼睛,修饰文题像画龙点睛,用词要新颖有特色,不提倡都冠上"研究""分析""探讨"之类的陈词俗套,以免给人以陈旧、模仿、重复的错觉。

2. **文题相符** 论文的题目应具体、准确地表达论文的特定内容及其特点,恰如其分地反映研究的范围和深度,使读者一看就明了论文的目的和意义,有"见题如见其内容"的效果。即必须文题相符、文要切题、题要得体;切忌抽象、笼统、含糊、夸张,尤其要防止题大文小、空洞无物、名不副实或文题不符。

3. **简短精练** 护理论文的文题要反映出论文的主题,必须简短、精练,高度概括,反复推敲,简短扼要,着重表达"最重要的特定内容",一般控制在20个字以内,最多不超过30个字。有时,用一个结构完整的标题还难以概括反映论文的主题时,也可用副标题来补充。但要尽量少用副标题,因为副标题与标题之间往往有重复之处,也不利于二次文献的制作。当然,避免文题过长的同时,也要避免过于简短以致无法反映出论文的主题和特色。

链接

拟题注意事项

(1)文题中避免使用非公知、公用的缩略词、首字母缩写字、符号、代号、公式等。在使用常见缩略词和符号(如 CT、DNA、HBsAg 等)时,不必将原形词同时列出,也不必再写出中文全名。以外国人名命名的综合征或体征,一般不需译成汉语,不加"氏",但如果是一个汉字,则可加"氏"字。如:"Raynaud 氏病"的"氏"应删去,而"克氏征"的"氏"字则保留。

(2)文题中的数字一般均用阿拉伯数字,但作为名词或形容词的数字不包括在内,如"十二指肠"不能写成"12 指肠","三叉神经"不能写成"3 叉神经"。

(3)文题中避免使用主、谓、宾结构完整的句子、疑问句和宣传鼓动式状语。文题中尽量不加标点符号。

4.**检索性强**　由于题录、索引等二次文献和科技论文数据库的建立,读者检索文献都将文题作为重要内容,信息研究部门搞主题标引也都是首先从文题着手的,所以文题应具有较强的检索性。撰写文题时所选词语必须充分考虑为主题标引和文献检索提供特异的实用信息,应选用规范化的名词术语,尽量包含关键词,以满足编制二次文献和检索等工作的需要。

(二)拟题方法

护理论文的拟题除了按照写作要求构思题外,具体拟写文题时应紧紧抓住"三要素",即研究方法、研究对象和研究目的或处理因素、观察对象和反应效应。

二、作者及单位署名

护理论文的撰写与发表,均应署上作者(笔者或整理者)的姓名、工作单位及其所在地和邮政编码,一般列于文题之下。署名是一件严肃而认真的事情,它表示作者对论文内容承担的学术责任和法律责任(文责自负),表示论文作者著作权的法律地位,即表明成果的归属,表示社会对作者辛勤劳动的尊重和给予的肯定,便于读者、编者和作者的联系,也是文献检索的需要。

三、内 容 提 要

内容提要,又称"内容摘要"、"摘要"、"提要"或"文摘"。它是以最少的文字向读者介绍论文的主要观点和主要内容,是论文内容不加注释和评论的简短陈述,是全文内容的高度浓缩,亦是全文的精华所在。内容提要以准确而简洁的语言说明论文的目的、意义、方法、结果(包括重要数据)和结论,以便于读者以最短的时间了解全文概貌,有利于做文献检索。

写作要求:①精练确切地反映原稿的精华,突出创新和主要发现。②有数据、有结论,是一篇完整的短文,可独立使用,可引用推广。③撰写要规范,内容要完整。内容提要的内容应包括研究目的和范围(研究的宗旨和解决的问题)、基本步骤和方法(研究对象、研究途径、实验范围、分析方法)、主要发现(重要数据及其统计学意义)、主要结论(论点)、经验和应用价值,基本上涵盖论文的主要信息。④措辞精练,简短明确,一般不超过300字,但长篇论文,字数可适当增加。对特殊需要者,如供学术会议评选论文或供专家评审用的学位论文的摘要,字数限制可适当放宽。

链接

《母乳喂养自信心量表在护理实践中的应用》一文的内容提要

【摘要】目的:引入并修订母乳喂养自信心量表,探讨影响母乳喂养自信心的主要因素,为卫生保健人员评估产妇的母乳喂养自信心水平提供有力工具。方法:对原量表进行翻译、专家评审、预试验和试验,以确定信度、效度均满意的修订量表。根据班杜拉自信理论框架自行设计问卷,对186名产妇进行调查。结果:母乳喂养自信心量表的信度系数为0.93,分半信度系数为0.91。因子分析结果表明量表的结构与理论结构基本符合,量表得分与产后1个月,2个月婴儿喂养方式的显著相关性表明预测效度也较满意。结论:影响母乳喂养自信心的主要因素包括喂奶时的精神紧张程度;有经验的朋友对产妇哺乳技巧的评价;文化程度;母亲(婆婆)是否对产妇提供过母乳喂养相关知识。

四、关 键 词

能表达论文主题的最重要的"词"或"短语"称为"关键词",其作用主要是便于编写检索文献,利于计算机收录、检索和储存。

如何选定关键词:①要根据全文内容和主题来选择关键词,不能只从题目中选择,例如《乌头碱对神经肌肉传导和颈上神经节的影响》一文,文中主要观察研究了"乌头碱",以"乌头碱"为关键词,并从内容中抽取出"乙酰胆碱、肌肉收缩"作关键词。②所选关键词要规范化,关键词要写原形词而不用缩略语,概念应精确并有专指性。③每篇论文可选用3～5个关键词,最多不超过10个,应视文稿涉及的内容和范围而定。

关键词置于内容提要之下,顶格书写"关键词"三字,留空一格列出该文的关键词。各关键词之间可用分号隔开,也可不用分号隔开,最末一词后不加标点。

五、前　　言

前言(引言、导言)是论文开头的一段短文,主要介绍本课题研究的动机、目的、范围、意义,本课题的研究方法、实验设计及其理论依据,论文写作的背景(国内外有关本课题的研究概况),使读者了解作者的研究方向和为什么要做这项研究。

写作要求:①开门见山,不可过多地叙述历史与罗列文献。②突出重点,一般教科书已有的知识,显而易见的作用和意义不必叙述。③评价客观,不可随意贬低过去和他人的成就,不可随意使用"未见报道"、"首次报道"等提法,必须查足文献,有确切的依据。④内容切忌与提要雷同。⑤文字以百余字至250字为宜。

六、正　　文

(一)材料与方法

在临床论文中又称为"临床资料"、"病例资料"、"对象和方法"等。这是显示论文结果的可靠性和准确性的依据。

写作要求:①内容要具体、真实,但不宜烦琐。凡属保证科学性和提供重要验证的必要信息,应尽量列出,包括某些重要的细节,而无关大旨的资料,则可不写。实验方法只需介绍改进观点、常规方法或重复前人的方法,只注明文献出处即可,但对创新方法要详细地叙述。②在实验与临床研究中,随机与对照十分重要,对其方法要明确介绍。③所用统计学方法要交代清楚。④实验与临床资料的分析,以文字叙述结合图、表来表达。

(二)结果

这是文章的核心部分,由此引出讨论与结论。结果的内容一般是研究中的关键性数据(经统计学处理)和资料,通常以文字叙述和表、图说明来表达。文字叙述要简明扼要。凡文字可说清的,不必列表图;表图能说清的,应压缩文字。图与表之间,内容也不要重复。

(三)讨论

这是结果的逻辑延伸,通过对结果的阐述论证,引出恰当的结论。

讨论的内容:①对研究结果进行理论阐述(可应用已有的理论解释,也可应用国外国内的新学说、新见解进行学术讨论)。②本结果与其他人的同类课题研究结果相比有何异同及创新之处。③本结果的价值(理论意义、实践意义)。④提出尚未解决的问题及对今后工作的建议和意见。

讨论部分不要重复在前言和结果中已叙述过的内容。

七、结　　论

结论(小结)是对全文内容简明扼要的叙述,是全文中心论点的集中体现。文末是否要有结论可根据实际情况决定。有的作者将结论写在讨论中而不单独写出,有的论文已有内容提要,就不再写结论了。

八、致　谢

致谢仅限于对本项研究工作和论文写作有过实质性贡献的单位和个人,并要征得被致谢者的书面同意。

九、参考文献

参考文献用以表明论文的科学依据与历史背景,显示作者对与本课题有关的国内外情况的了解程度,反映出作者尊重他人劳动成果的科学态度,亦有助于读者查阅论文所引的文献,了解该领域里前人的研究成果,进一步评价论文的学术水平。参考文献是医护论文的重要组成部分,一般不能省略。

著录参考文献的原则:①只著录最必要、最新的文献。一般论著类文稿在 10 条以内,综述类文稿在 20 条以内。②只著录作者亲自阅读过的和在文章中引用过的文献。③只著录公开发表的文献。在内部交流的刊物上发表的文章或内部资料,以及学术会议上交流的论文不宜引用,也不要著录。④著录格式必须规范。

1. 专著的著录格式　[序号]著者. 书名. 版次(第一版不标注). 出版地:出版者,出版年:起页～止页

[1] 乐杰. 妇产科学. 第 4 版. 北京:人民卫生出版社,1998:216～218

[2] 杨英华. 护理管理学. 北京:人民卫生出版社,2000:88～89

[3] 徐俊冕,吴文源,赵介城等. 医学心理学. 第 2 版. 上海:上海医科大学出版社,1996:86～88

2. 连续出版物的著录格式　[序号]作者. 题名. 刊名,年份,卷(期):起页～止页

[1] 居红英. 开普拓与顺铂联合化疗辅助治疗宫颈癌的护理. 护理学杂志,2004,19(11):67～68

[2] 廖梅英,朱小英,曾有群等. 预防精神分裂症复发的健康教育. 中国实用护理杂志,2007,23(4):45～46

急性心肌梗死患者的健康指导

李凤霞,王秀玲,王春玲

(德州市人民医院,山东　德州　253014)

摘要:急性心肌梗死为中老年常见病。我院对 32 例心肌梗死患者实施健康指导,取得较好的效果。
关键词　急性心肌梗死　健康指导　患者

急性心肌梗死属冠状动脉粥样硬化性心脏病的严重类型,为中老年常见病。患者发病前多有明显诱因,对其实施健康指导有重要临床意义。2003 年 9 月至 2004 年 8 月,我院对 32 例心肌梗死患者实施健康指导,取得较好的效果,现报告如下:

1　临床资料

本组 32 例患者中,男 27 例,女 5 例,年龄 36～73 岁。经询问病史,情绪过度激动引起者 8 例,过度劳累引起者 4 例,用力排便引起者 1 例,其余无明显诱因。

2 健康指导内容

2.1 心理指导

通过谈心方式向患者及家属讲解疾病的诱因、治疗及护理,语言应浅显易懂,使患者认识到情绪与疾病的关系,消除患者顾虑,使其保持情绪稳定,积极配合医护人员进行治疗和护理,使医生、护士、患者保持良好的关系,促进患者早日康复。

2.2 饮食指导

患者宜吃低脂、易消化食物。少食多餐,避免暴饮暴食。多吃含适量维生素的食物,如新鲜水果、青菜等。戒烟戒酒。少食胆固醇高的食物,如动物内脏、肥肉等。有心功能不全及高血压者应限制钠盐摄入。避免便秘。

2.3 休息与锻炼

患者急性心肌梗死后,第1～3天绝对卧床休息;第4～6天卧床休息,可在床上进行上下肢的被动或主动运动;若无并发症,可开始由床上坐起逐渐过渡到坐在床边或坐在椅子上,每次不超过20分钟,每日3～5次;第2周开始在病室内走动,完成个人洗漱活动,按照病情变化的程度逐渐增加活动量和活动时间;第3～4周可试着爬楼梯。

2.4 出院指导

生活规律,改变以往不良的生活方式,提高生活质量。避免受凉、感冒及各种感染,保持乐观的情绪;嘱患者戒烟戒酒,低盐、低脂、低胆固醇饮食,少食多餐,多吃粗粮及含维生素的食物;避免肥胖、劳累和便秘;坚持服药,定期复查。

3 体会

(1)我们通过开展系统性健康指导,缩短了护患距离,改善了护患关系,患者及家属满意度从90%上升到99%,疾病复发率从70%下降到2.3%。

(2)通过健康指导增强了患者及家属对疾病的认知能力,规范了他们的遵医嘱行为,提高了他们的自我保健及自我保护能力,减少了纠纷。

(3)通过开展健康指导,体现了护士的自身价值,提高了护士业务学习的主动性,拓宽了护士知识面,从而全面提高了护士素质,重塑了白衣天使的形象。

参考文献:

[1]吕姿之.健康教育与健康促进.北京:北京医科大学中国协和医科大学联合出版社,1998.

小结

护理论文有利于传递护理学科发展的动态、研究成果、经验、技术信息等,有利于发展护理学理论及护理事业,有利于提高护理水平。撰写护理论文是护理工作者的基本功之一。要撰写出高质量的护理论文,必须在努力提高自身业务素质和科研能力的前提下,学习护理论文的类型、特点、基本格式和写作要求。

 自 测 题

一、填空题

1.护理论文根据研究内容或学科范畴可分为_____、_____、_____、_____、_____和_____。

2.护理论文的特点是:_____、_____、_____、_____、_____。

3.护理论文选题的基本程序是:_____、_____、_____、_____。

4. 护理论文的文题写作要求是：＿＿＿＿＿、＿＿＿＿＿、＿＿＿＿＿、＿＿＿＿＿。

二、选择题

1. 护理论文的选题，就是要解决（　　）
   A. "为什么"的问题　　B. "是什么"的问题
   C. "做什么"的问题　　D. "注意什么"的问题
   E. "研究什么"的问题

2. 下列选题方法中，不是护理论文选题的基本方法的是（　　）
   A. 从护理实践中选题
   B. 从学术交流与争鸣中选题
   C. 从收集的文献中选题
   D. 从教材中选题
   E. 从边缘学科交叉发展中选题

3. 护理论文的前言，要开门见山、言简意赅，一般书写字数为（　　）
   A. 100 字以内　　　　B. 100～250 字
   C. 200～300 字　　　 D. 150～350 字
   E. 500 字以内

4. 护理论文的主体部分不包括（　　）
   A. 关键词　　　　　　B. 前言
   C. 材料与方法　　　　D. 结果
   E. 参考文献

三、简答题

1. 护理论文选题应当遵循哪些原则？

2. 结合自己实际，选定一个护理论文的题目。

3. 根据自己选定的护理论文题目，撰写一篇护理论文。

第7章

实训指导

第1节　商务活动实训项目

小张是一家大型私营医院的院长办公室秘书。最近,医院要与韩国某医院签订合作合同,共同研制一种新型美容仪器并拟在当地新建一个该美容仪器的生产企业。韩国医院将会以审核本医院资质及本医院技术实力为目的,由项目执行董事及相关技术人员组成10人考察团对医院进行为期5天的考察,并拟定在考察满意后签订合同。

（1）在考察期间,院长计划与考察团就技术合作项目的事项进行商议,请为小张列出会谈准备工作的事项及要求

（2）在会议结束后,安排考察团去当地著名的风景名胜区参观旅游

（3）此次考察如果顺利圆满,双方拟在考察后不久就举行签字仪式,请代小张做好签字仪式安排

（4）新建企业落成后,请代小张做好开工剪彩仪式安排

一、实训内容

（一）训前指导

1. 任课老师将同学以10人为一组进行分组,学生民主产生小组长。

2. 小组长组织组员进行任务分配。

3. 训前以小张的身份拟写会谈、观光旅游、签字仪式、剪彩仪式方案草稿。

（二）实训方式

1. 分组进行情景演示训练。

2. 学生评分员评分。

3. 教师评分并点评。

4. 情景演示现场生成会谈记录。

5. 制作会谈、观光旅游、签字仪式、剪彩仪式方案。

（三）课时建议

教学课时建议4课时。

二、实训基本知识要点

（一）会见、会谈工作知识要点

1. 准备阶段工作

（1）收集考察团来宾信息：了解来宾的背景，包括学历、资历、政治态度、业务专长的情况等，了解外宾的礼仪特征和习俗禁忌，并形成书面文字呈送有关领导，还要提供外交资料供参考。

（2）向领导提供会谈、会见资料：向领导提供有关会谈中心议题的现实资料、历史资料和可能需要的参考资料，提供根据预测分析来宾对中心议题可能提出的基本观点和己方的对策。

（3）安排相应的会见、会谈人员：秘书人员应准确掌握会见、会谈的时间、地点和双方的参加人员名单，提早通知有关人员和有关单位进行必要的安排，应根据来宾身份及来访目的，安排相应人员和部门负责人会谈。

（4）布置会见、会谈的场所：在会见、会谈的场所秘书人员要安排足够的座位，必备的扩音设备等。要事先安排好座次、摆好座签，此外，还要适当准备一些盆景、鲜花等。

（5）安排迎宾小姐。

（6）设计合影图：如需合影，一般在宾主见面握手之后进行，如果人多，秘书人员应事先设计好合影图。

2. 实施　阶段的工作

（1）引导来宾进入会客室。

（2）做好会见、会谈记录。

（3）整理会见、会谈记录。

3. 结束阶段工作

（1）安排合影留念。

（2）与来宾握手告别。

（二）组织参观活动要点

（1）明确参观活动的目的和主题：为参观活动制定一个明确的主题，即通过参观活动达到什么样的效果，给来宾留下什么样的印象。

（2）确定参观邀请对象。

（3）确定参观时间。

（4）搞好接待工作：热情周到地为来宾做好登记、讲解、向导等接待工作，安排合适的来宾休息场所和茶水饮食，赠送有意义的纪念品。

（5）拟定参观路线：秘书人员要提前拟定好参观路线，制作向导图及标志，并标明办公室、餐厅、休息室、医务室和厕所等具体位置。

（6）做好宣传工作：要准备一份简单易懂的说明书或宣传材料。在参观之前，先放录像或幻灯片帮助来宾了解医院概况，然后再沿参观路线做进一步的解释并回答来宾的提问。

（三）组织游览观光活动要点

（1）选择游览项目：根据来宾来访目的、性质、每个人的兴趣意愿和当地的实际情况，选择有针对性的、来宾感兴趣的、季节允许的项目。

（2）预先做出安排：关于游览的预计持续时间、观光景点和顺序、活动的日程及作息安排

(包括乘车、用餐和住宿的时间和地点),秘书人员需要做出详细计划,制订日程表,提供游览、介绍等书面材料,提早发给游览者。

(3)做好陪同工:秘书人员要根据实际需要尽可能派出身份相当的公关人员联系、接待,并安排导游、讲解员等。

(四)安排签字仪式要点

1. 布置签字厅 签字厅有专用的,也可临时以会议厅、会客室代替的。①布置原则。庄重、整洁、清净,签字厅应当内铺地毯,并且不得摆设除了签字桌以外的其他陈设。②签字桌设置:签字桌应当选择深绿色,秘书人员把签字桌横放于室内,其后可摆放适量的座椅。桌上应事先安放好待签字的合同文本、签字笔以及吸墨器等物品,与外商签字时,桌上还应按照礼宾序列的位置和顺序插放各方的国旗。

2. 安排签字时的座次

(1)签署双边性合同:①客方签字人在签字桌右侧就座,主方签字人同时就座于签字桌的左侧。②双方的助签人分别站立于各自一方签字人的外侧,以便随时为签字人提供帮助。③其他随员的安排可以采用以下两种方式:按照一定的顺序在己方签字人的正对面就座;也可以依照职位的高低,依次自左至右(客方)或者自右至左(主方)地列成一行,站立于己方签字人的身后。

(2)签署多边性合同:①一般只设一张签字座椅,各方签字人签字时,必须依照各方事先同意的先后顺序,依次上前签字。②各方的助签人在助签时,依照"右高左低"的规矩,应站立于签字人的左侧。③各方随员,按照一定序列,面对签字桌就座或站立。

3. 预备待签的合同文本 待签合同文本,以精美的白纸制成,按大8开的规格装订成册,并用高档质料,如真皮、金属、软木等为其封面。

4. 规范签字人员服饰

5. 安排签字仪式程序 宣布签字仪式开始——正式签署合同文本——交换正式签署的合同文本——共饮香槟酒互相道贺。

(五)安排剪彩仪式要点

1. 选择、布置仪式现场 一般情况下,剪彩仪式应在正门外的广场,正门内的大厅,或者即将启用的建筑、工程工地、展销会、博览会的现场举行。布置仪式现场,比如场地的装饰、环境卫生、灯光音响、邀请媒体、剪彩人员的培训以及悬挂有剪彩仪式名称的大型横幅等。

2. 确定剪彩人员 除主持人外,剪彩人员主要由剪彩者与助彩者两个主要部分的人员构成。

(1)剪彩者:可以是一个人,也可以是几个人,但一般不多于5人。通常是上级领导、合作伙伴、社会名流、员工代表或客户代表等担任。

(2)助彩者:多是东道主一方的女职员担任,也被称为礼仪小姐。她们的任务一般是:迎宾——引导——服务——拉彩——捧花——托盘等。

3. 准备剪彩仪式所需物品

(1)红色缎带:一般是一整匹未曾用过的红色绸缎,中间结成数朵花团,花团的个数应与剪彩者的人数一致。

(2)新剪刀:每位剪彩者必须人手一把,必须崭新、锋利且顺手。

(3)白色薄纱手套:每位剪彩者一副,且要大小适度、崭新平整、洁白无瑕。

(4)托盘:崭新、洁净的银色的不锈钢制品,最好铺上红色绒布或绸布。

（5）红色地毯：地毯宽度应在1米以上，铺设在剪彩者站立的地方，长度视剪彩人数而定。

4. 拟定剪彩程序　请来宾就位——宣布仪式正式开始——奏国歌——发言——剪彩——参观。

5. 剪彩做法

（1）礼仪小姐登场：在主持人宣告剪彩之后，礼仪小姐应排成一行，从两侧同时登台或者从右侧率先登台，登台后，拉彩者应与捧花者站成一排，托盘者站在拉彩者与捧花者身后1米左右，并自成一排。

（2）剪彩者登台：引导者在剪彩者左前方引导，使之各就各位。如果剪彩者仅为一人，则剪彩时居中而立即可，若剪彩者不止一人，则其登台时列成一行，并且使主剪者行进在前。当剪彩者到达既定位置，托盘者应前行一步，到达剪彩者的右后侧，为其递上剪刀、手套。

（3）正式剪彩：正式剪彩前，剪彩者应首先向拉彩者、捧花者示意，待其有所准备后，右手持剪刀，表情庄重地将红色缎带一刀剪断。

（4）剪彩结束：剪彩者剪彩成功后，可右手举起剪刀，面向全体到场者示意，然后将剪刀、手套放于托盘之上，举手鼓掌。剪彩者依次与主人握手道贺，并在引导者的引导下列队退场。

第2节　医护常用文书撰写实训项目

×市医院接到×市人事局与社会保障局发来的传真文件《关于开展事业单位规章制度专项检查的通知》，院长办公室主任赵海拟办该文，院长批示责成人事科和办公室联合迎接检查。两部门协商后决定召开人事科和院办秘书、文员参加的联合办公会。在会上，列出自查项目，进行人员分工，布置迎接检查和开展自查工作。根据《市人保局关于开展事业单位规章制度专项检查的通知》要求，会上列出了需要自查的内容：

（1）医院劳动用工制度

（2）医院与员工签订的各种合同

（3）医院职工劳动保障制度

（4）医院为职工购买的"五险"

（5）医院各部门的岗位责任以及内部组织机构设置的文件

布置撰写并完善医院各类制度的会议记录。

实 训 内 容

（一）实训任务

联合办公会对大家的分工如下：

1. 张雪负责自查内容（1）、（2）项的收集与检查；

2. 王红负责（3）、（4）项中薪金福利和社保制度的收集与检查；

3. 陈书负责（5）项的收集与检查；

4. 谢雨负责《×市医院考勤制度》、《×市医院休假制度》、《×市医院关于完善并上报部门岗位责任制的通知》三个文件的撰拟；

5. 林燕负责拟制《×市行政奖惩制度》和一份《启事》，内容是鼓励职工自愿参加大病医保和住房公积金项目的事宜。

（二）训前指导

学生利用课余时间学习第2章和第3章相关知识,制作出正确的《×市人力资源与社会保障局关于开展事业单位规章制度专项检查的通知》《×市医院用工制度》《启事》等文件。

（三）实训方式

（1）单兵上机或者在作业本上制作"通知"、"制度"、"图表"等,并将制作的文档作为作业上交

（2）分组开展文件拟办和批办、召开联合办公会议、查找和收集并检查文件等职业工作的模拟情景演练。实训结束后,应将情景演示脚本作为团体分组作业上交

（四）实训要求

公文用语应得体、简练,用词准确,标点符号正确(用规范性公文格式)。

（五）课时建议

3学时

（六）实训基本知识要点

1. 参见本书第2、3章(略)

2. 拟写规章制度类文书

（1）规章制度的分类:包括章程、条例、办法、规则、规定、细则、制度、守则、公约等。

（2）制度的写法:制度一般是医院对部门工作的管理和严格组织纪律,建立正常的工作、学习和生活秩序而制定的要求有关人员共同遵守的、具有法规性与约束力的规范性公文。制度由标题、正文、发布或落款组成。

1)标题:如《中华人民共和国交通管理条例》、《汽车驾驶员守则》、《值班制度》等。

2)正文:正文一般由总则、分则和附则组成,每一个部分均可按内容的多少分列若干章或若干条。总则一般要求简要说明该规章制度的宗旨、任务、性质,对全文起统领作用。分则是规章制度的主要部分,分章分条写明有关内容。附则一般是说明规章制度的生效日期、使用范围以及修改、解释、批准的权限,还有对未尽事宜的补充说明。简单的规章制度只分条目不分章节,一般开头说明缘由、目的、要求等,主体部分分条列出规章制度的具体内容。

3)落款:在正文右下方签署制发机关和制发的时间。

3. 拟写启事类文书　启事是需要向社会公众说明某一事项或期望公众协助办理时所使用的一种文书。主要有招聘启事、开业启事、搬迁启事、厂庆启事、遗失启事、更名启事等。如:

寻 物 启 事

本人不慎于12月12日在医院操场丢失身份证、手机等。有拾到者请与×× 医院内二科张×联系,电话:1234567;或直接把所拾物品还给失主张×,地点:×× 医院3号宿舍楼205房。非常感谢。

启事人:张××

2012年2月12日

第3节 护理用语规范、协调沟通实训项目

人物:内科秘书高虹,不想值班的内科护士陈园,内科护士长杨曦。

春节长假期间,××市医院要各科室做好春节值班安排。对此,内科秘书高虹颇感烦恼,一来是自己不想值班,因为早就计划好要和家人一起去新加坡旅游,二来是其他护士都对她诉说种种理由不愿值班。

实 训 内 容

(一)实训任务

1. 实训在模拟内科护士办公室进行,学生每3人一组,编上号数,分别扮演不同角色模拟演示,训练重点是秘书高虹协调的态度与技巧方面。根据需要可以多进行几轮模拟表演。

2. 教师和同学对在模拟演示中秘书的语言进行点评。

(二)实训时间

实训时间为2学时。

(三)实训基本知识要点

协调是一个系统内各部门之间为实现共同的目的而相互沟通,寻找共同点,以达到某种平衡的一种行为方式。护理文秘的协调工作是指秘书人员在自己的职责范围内,或在领导的授权下调整和改善部门之间、工作之间、人员之间的关系,促使各项活动趋向同步化、和谐化,以实现组织目标的行为过程。协调工作是护理文秘人员一项重要职责和经常性的任务。

1. 协调工作中应遵循的原则 是指政策指导、调查研究、服从全局、平等协商、灵活变通五项原则。

2. 和不同人员协调时又要注意有不同的协调艺术

(1)协调领导关系的艺术:要注意倾听领导交代任务;汇报工作要言简意赅;提建议时要委婉,先肯定后建议,要讲究语言艺术;对各个领导之间的分歧要保持中立、不偏不倚、坚持不介入的原则;对领导的隐私,要看到了当做没看见,听到了等于没听见。

(2)协调同事关系的艺术:要注意对待同事一视同仁的原则、真诚相待的原则、宽容豁达的原则。与同事建立良好关系要注意的技巧有:主动了解同事,恰当赞美同事,委婉拒绝同事的不合理要求,尽量避免争吵。协调同事关系禁忌:忌拉帮结派,忌趋炎附势,忌过分炫耀自己,忌行为怪异。

护理文秘教学基本要求

一、课程性质和任务

《护理文秘》是卫生职业教育护理专业的一门必修课程。本课程主要内容包括护理文秘的基础知识、相关理论和护理文秘的有关方法、基本技巧以及与护理工作相关的管理知识和方法。本课程的主要任务是指导学生充分认识护理文秘在现代护理发展进程中的重要性和必要性,学会现代文秘的日常工作、专项活动的处理和相关礼仪,具备常用公务文书、医务管理文书和护理论文的写作能力,掌握护理管理的相关知识与技能,并与其他临床护理课程培养的专业能力整合为整体护理能力,提高卫生职业教育护理专业学生的职业素质和职业能力。

二、课程教学目标

(一)知识教学目标

1. 理解护理文秘的基本内涵、作用和特点。
2. 掌握公务文书、医务管理文书和护理论文的写作格式、内容、步骤和方法。
3. 掌握现代文秘的日常工作、专项活动的处理过程和相关礼仪。
4. 掌握护理管理的原理和基本职能。
5. 了解护理文秘在现代护理发展进程中的重要性和必要性。

(二)能力教学目标

1. 能较熟练地书写常用公务文书和医务管理文书。
2. 能较规范地撰写护理论文。
3. 能针对护理工作实际,熟练地处理现代文秘的日常工作和专项活动,并学会相关礼仪。
4. 能运用护理管理的基本技能从事日常护理管理。

(三)思想教育目标

1. 具有科学、严谨的工作态度和无私奉献的精神。
2. 具备认真仔细、脚踏实地、实事求是的学风和工作作风。
3. 具有良好的职业道德。

三、教学内容与要求

教学内容	教学要求		
	了解	理解	掌握
一、绪论			
(一)护理文秘的概述			
1. 护理文秘的含义		√	
2. 护理文秘的研究内容	√		

教学内容	教学要求		
	了解	理解	掌握
（二）护理文秘的作用			
1. 学习护理文秘是现代护理模式转变对护理工作者的要求		√	
2. 护理文秘是现代护理工作者沟通协调护患关系，处理各种矛盾的金钥匙		√	
3. 护理文秘是现代护理工作者信息管理及工作水平提高的有力保证		√	
（三）护理文秘的特点			
1. 创新性	√		
2. 实用性	√		
3. 指导性			
二、公务文书写作及处理			
（一）公务文书写作格式			
1. 公文格式类别规范		√	
2. 公文格式制作规范		√	
3. 用纸、标题、用字及印装格式	√		
（二）公务文书写作技巧及范例			
1. 通知			√
2. 通报			√
3. 报告			√
4. 请示			√
5. 批复			√
6. 函			√
7. 会议纪要			√
（三）公务文书处理程序与方法			√
1. 公文处理的基本要求			√
2. 公文处理的程序			√
三、医护工作常用事务文书写作			
（一）计划类文书、总结、简报写作技巧及范例评析			
1. 计划的写作技巧及范例评析			√
2. 总结的写作技巧及范例评析			√
3. 简报的写作技巧及范例评析	√		
（二）述职报告写作技巧及范例评析			
1. 述职报告的含义、类别、作用及特点	√		
2. 述职报告的写作格式			√
3. 述职报告的写作要求		√	
（三）求职信、简历写作技巧及范例评析			

教学内容	教学要求		
	了解	理解	掌握
1. 求职信			√
2. 个人简历			√
(四)护理记录文书写作			
1. 护理记录的含义及作用	√		
2. 护理记录的书写要求			√
3. 护理记录的分类	√		
4. 护理记录的结构与写作方法	√		
四、护理管理			
(一)护理管理概述			
1. 护理管理的概念	√		
2. 护理人员管理的意义	√		
3. 护理人员管理的原则	√		
4. 护理人员的合理使用	√		
(二)护理管理的职能			
1. 计划职能	√		
2. 组织职能	√		
五、现代文秘的日常事务及礼仪			
(一)日常事务管理			
1. 办公用品管理		√	
2. 信息管理	√		
3. 值班事务			√
4. 日程管理			√
5. 印章管理	√		
(二)接待事务及礼仪			
1. 接待常识及外事接待礼仪			√
2. 接待住宿、餐饮、参观游览与文艺活动安排礼仪			√
(三)会议事务及礼仪			
1. 会议前期准备		√	
2. 会中组织服务工作		√	
3. 会后总结工作		√	
(四)调查研究			
1. 调查研究的特点和内容	√		
2. 调查研究的程序	√		
3. 调查研究的主要形式	√		

教学内容	教学要求		
	了解	理解	掌握
4. 调查研究的方法	✓		
六、护理论文写作技巧及范例			
（一）概述			
1. 护理论文的分类	✓		
2. 护理论文的特点	✓		
（二）护理论文的选题			
1. 选题的基本程序	✓		
2. 选题的基本方法		✓	
（三）护理论文的基本格式			✓
1. 文题			✓
2. 作者及单位署名			✓
3. 内容提要			✓
4. 关键词			✓
5. 前言			✓
6. 正文			✓
7. 结论			✓
8. 致谢	✓		✓
9. 参考文献	✓		✓
七、实训指导			✓
（一）商务活动实训项目			✓
（二）医护常用文书撰写实训项目			✓
（三）护理用语规范、协调沟通实训项目			✓

四、学时分配建议（35 学时）

序号	教学内容	学时数		
		理论	实践	合计
1	绪论	1		
2	公务文书写作及处理	3	3	
3	医护工作常用事务文书写作	4	3	
4	护理管理	1		
5	现代文秘的日常事务及礼仪	4	4	
6	护理论文写作技巧及范例	3		
7	实训指导		9	
	总计	16	19	35

五、说　　明

1. 本课程教学基本要求对理论知识的要求分了解、理解和掌握三个层次：

了解：能说出"是什么"，能记住学过的知识点。

理解：懂得"为什么"，能领会其中的含义，并解释知识点的内容。

掌握：能够"应用"，能综合运用知识解决问题。

2. 教学过程应运用现代教育技术、案例分析、角色扮演、参观和讨论等方法组织教学。

3. 可通过课堂提问、作业、写作训练及考试等对学生的认知、能力及态度进行综合评价。

附　　录

中华人民共和国国家标准

GB/T 14706—93

校对符号及其用法

Proofreader's makr and their appllcatlon

1. 主题内容与适用范围

本标准规定了校对各种排版校样的专用符号及其用法。

本标准适用于中文(包括少数民族文字)各类校样的校对工作。

2. 引用标准

GB 9851　印刷技术术语

3. 术语

3.1　校对符号　proofreader's makr

以符定图形为主要特征的、表达校对要求的符号。

4. 校对符号及用法示例

编号	符号形态	符号作用	符号在文中和页边用法示例	说　明
			一、字符的改动	
1		改正	增高出版物质量。 提 改革开放 放	改正的字符较多,圈起来有困难时,可用线在页边画请改正的范围　必须更换的损、坏、污字也用改正好符号画出
2		删除	提高出版物物质质量。	
3		增补	要搞好校工作。 对	增补的字符较多,圈起来有困难时,可用线在页边画清增补的范围
4		改正上下角	16=42　2 H_2SO_4　4 尼古拉·费欣 0.25+0.25=05 举例:2×3=6 X:Y=1:2	

编号	符号形态	符号作用	符号在文中和页边用法示例	说　明
二、字符方向位置的移动				
5		转正	字符颠倒转正	
6		对调	认真经验总结。 认真经结总验。	用于相邻的字词 用于隔开的字词
7		接排	要重视校对工作， 提高出版物质量。	
8		另段起	完成了任务。明年……	
9		转移	校对工作，提高出 版物质量要重视。 "。以上引文均见中文新版《 列宁全集》。 编者　年　月 …… 名位编委：	用于行间附近的转移 用于相邻行首末衔接字符的推移 用于相邻页首末衔接行段的推移
10	或	上下移动	序号 名　称 数量 01 显微镜 2	字符上移到缺口左右水平线处 字符下移到箭头所指的短线处
11	或	左右移	要重视校对工作，提高出版物质量。 3 4　5 6 5 欢呼　歌　唱	字符左移到箭头所指的短线处 字符左移到缺口上下垂直线处。符号画得太小时，要在页边重标
12		排齐	校对工作非常重要。 必须提高印刷质量，缩短印刷周期。　国家标准	
13		排阶梯形	RH₂	

编号	符号形态	符号作用	符号在文中和页边用法示例	说　明
14	↑	正图		符号横线表示水平位置,竖线表示垂直位置,箭头表示上方
			三、字符间空距的改动	
15	∨　>	加大空距	⊢一、校对程序⊣　∨ 校对胶印读物、影印书刊的注意事项。　>	表示在一定范围内适当加大空距 横式文字画在字头和行头之间
16	∧　<	减小空距	二、校对程^序　∧ 校对胶印读物、影印书刊的注意事项。　<	表示不空或在一定范围内适当减小空距 横式文字画在字头和行头之间
17	⫲ ⫶ ⫴ ⫶	空1字距 空1/2字距 空1/3字距 空1/4字距	第一章校对职责和方法 1. 责任校对	多个字距相同的,可用引线连出,只标示一个符号
18	ʏ	分开	Good morning !	用于外文
			四、其他	
19	△	保留	认真搞好校对工作。	除在原删除的字符下画 △ 外,并在原删除符号上画两竖线
20	◯ ＝	代替	兰色的程度不同, 从淡兰色到深兰色具有多种层次, 如天兰色、湖兰色、海兰色、宝兰色 ◯＝蓝	同页内有两个或多个相同的字符需要改正的,可用符号代替,并在页边注明
21	∘∘∘	说明	改黑体 第一章 校对的职责	说明或指令性文字不要圈起来,在其字下画圈,表示不作为改正的文字,如说明文字较多时,可在首末各三字下画图

5. 使用要求

5.1　校对校样,必须用色笔(墨水笔、圆珠笔等)书写校对符号和示意正改的字符,但是不能用灰色铅笔书写。

5.2　校样上改正的字符要书写清楚。校改外文,要用印刷体。

5.3　校校中的校对引线要从行间画出。黑色相同的校对引线不可交叉。

参考文献

毕森.2003.护士长工作全书.合肥:安徽文化音像出版社
曹金盛.1999.现代医学写作教程.上海:第二军医大学出版社
曹荣桂.2003.医院管理学.北京:人民卫生出版社
陈翼娟.2000.护理管理学.北京:人民卫生出版社
陈正革.2003.秘书实务.成都:四川人民出版社
邓乃行,曾昭乐.1994.秘书与写作.广州:暨南大学出版社
邓铸,朱晓红.2009.心理统计学与SPSS应用.上海:华东师范大学出版社
董继超.2000.秘书实务.北京:线装书局
杜创国.2007.公共关系实用教程.北京:清华大学出版社
郭俊.2003.现代秘书实用159问.北京:华龄出版社
李洪喜.2010.办公室管理实务.上海:上海交通大学出版社
李欣.1985.秘书工作.北京:高等教育出版社
廖志成.1989.办公室工作概论.长沙:中南工业大学出版社
林菊英,金乔.1993.中华护理全书.南昌:江西科学技术出版社
刘宏彬.2008.新编应用文写作教程.北京:新华出版社
刘晓红.2011.秘书理论与实务.北京:北京大学出版社
马永飞.2001.公文写作方法与技巧.北京:高等教育出版社
孟庆荣,陈征澳.2010.秘书工作案例及分析.北京:清华大学出版社
申俊龙,汤少梁.2009.新编医院管理教程.北京:科学出版社
王琪.2005.现代礼仪大全.北京:地震出版社
卫生部医政司.2002.“医疗事故处理条例”及配套文件汇编.北京:中国法制出版社
文锋.2011.新编机关秘书写作必备全书.北京:中国言实出版社
吴良勤,李展.2010.民间礼仪常识与应用文书写作.南宁:广西人民出版社
叶黔达.2002.应用写作.成都:四川出版集团.四川人民出版社
张保忠,岳海翔.2008.最新公文写作规范、技巧与范例.第2版.北京:研究出版社
张保忠,詹红旗,张明哲.2011.公文写作与公文处理全书.北京:中国言实出版社
张建勤.2001.秘书文案工作实务.南京:南京大学出版社
张文英.2010.新编应用文写作教程.天津:南开大学出版社
张小慰,王茜,符海玲.2010.秘书岗位综合实训.重庆:重庆大学出版社
张耀辉,谢福铨.2006.应用写作.上海:华东师范大学出版社
赵雯.2011.秘书人员岗位培训手册.北京:人民邮电出版社
赵玉柱.2009.现代通用应用文写作教程.北京:首都经济贸易大学出版社
钟埃莉,牛彦辉.2007.护理文秘.北京:科学出版社
竹潜民.2004.应用写作案例实训教程.杭州:浙江大学出版社

自测题选择题参考答案

第2章

二、1. A 2. C 3. A 4. B 5. A 6. B

第3章

二、1. B 2. A 3. C 4. D 5. B 6. A 7. B 8. C 9. C 10. C 11. D 12. C 13. A
14. B 15. B

三、1. ABE 2. BCDE 3. BCE 4. ABCE 5. CE 6. ABC

第4章

三、1. A 2. B 3. E

第6章

二、1. E 2. D 3. B 4. A